Sylvie Hinderberger

Vegan abnehmen

GOLDMANN
Lesen erleben

Die in diesem Buch vorgestellten Informationen und Empfehlungen wurden nach bestem Wissen und Gewissen erstellt und mit größtmöglicher Sorgfalt geprüft. Dennoch übernehmen die Autorin und der Verlag keinerlei Haftung.

Sylvie Hinderberger

Vegan abnehmen

Mit 60 Blitzrezepten

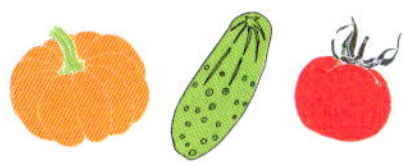

GOLDMANN

MIX
Papier aus verantwortungsvollen Quellen
FSC® C084279

Verlagsgruppe Random House FSC® N001967
Das FSC®-zertifizierte Papier *Profimatt*
für dieses Buch liefert Sappi, Ehingen.

2. Auflage
Originalausgabe April 2014

Umschlaggestaltung: UNO Werbeagentur, München
Umschlagmotiv: FinePic c/o Zero Werbeagentur
Rezeptfotos: Anke Politt, Hamburg
Lektorat: Ralf Lay, Mönchengladbach
SSt · Herstellung: cb
Satz: Uhl + Massopust, Aalen
Druck und Bindung: Print Consult, München
Printed in Slovak Republic
ISBN: 978-3-442-22080-9

www.goldmann-verlag.de

Danke an Louise, Albert und Christopher,
die fleißigsten Küchenhilfen und besten Testesser der Welt!

Inhalt

Weg mit den Pfunden!

Die meisten Menschen würden lügen, wenn Sie behaupteten, sie wären mit ihrer Figur zufrieden und hätten noch nie eine Diät gemacht oder nicht wenigstens einen Gedanken daran verschwendet. Dazu bestimmt der Körper seit einigen Jahrzehnten viel zu sehr das Bild, das wir selbst und andere von uns haben. Mehr und mehr spielt dabei auch der gesundheitliche Aspekt eine Rolle. Wir wollen (und sollen) nicht nur möglichst schlank sein, sondern auch möglichst lange gesund und leistungsfähig bleiben. Auf dem Weg zu diesem hochgesteckten Ziel spielt das, was wir essen, eine immense Rolle. Wer sich vegan ernährt, kann Gewicht verlieren, ohne dabei die Ressourcen des eigenen Körpers auszubeuten.

Warum eigentlich abnehmen?

Wahrscheinlich gibt es genauso viele Gründe abzunehmen, wie es Diäten gibt, die dabei helfen sollen. Die einen wollen wieder in ihre alte Lieblingsjeans passen, die seit Monaten ein Schattendasein in einer der hintersten Schrankecken fristet. Oder sie wollen vor dem Urlaub noch ein paar Speckröllchen loswerden, um am Strand eine gute Bikinifigur zu machen. Wieder andere hoffen, dass mit jedem Pfund weniger ihr Selbstbewusstsein wächst, dass sie glücklicher und erfolgreicher werden, wenn sie dem Ideal näher kommen, das uns allgegenwärtig auf Plakatwänden, in Illustrierten, auf dem Fernsehbildschirm, der Kinoleinwand oder im Internet eine schönere Parallelwelt vorgaukelt. Und vergessen dabei leider, dass Ausstrahlung und Charisma, Erfolg und Zufriedenheit bei Weitem nicht allein vom Aussehen abhängen.

Für immer mehr Menschen gibt es aber auch ganz handfeste Gründe abzunehmen. Sie möchten fitter werden und nicht immer gleich aus der Puste kommen, wenn der Fahrstuhl mal wieder streikt und sie stattdessen die Treppe benutzen müssen. Nicht wenige werden durch gesundheitliche Probleme wie erhöhte Cholesterin- oder Blutzuckerwerte gezwungen, ihre bisherige Ernährung zu ändern. Manchmal trägt auch die Erkrankung der Eltern oder anderer enger Familienangehöriger dazu bei, die eigenen Essgewohnheiten zu überdenken und rechtzeitig den Hebel auf Kurs bessere Gesundheit umzustellen. Schließlich kann man vielen der sogenannten Zivilisationskrankheiten wie Bluthochdruck, Arteriosklerose, erhöhten Blutfettwerten oder Diabetes durch einen gesunden Lebensstil vorbeugen und sie bekämpfen – ganz ohne Medikamente!

Wie viel ist zu viel?

Doch woher weiß man, ob die Pfunde, die man tagein, tagaus mit sich herumträgt, »nur« ein optisches Problem sind oder tatsächlich schon ein gesundheitliches Risiko bedeuten? Bei der Suche nach einer Lösung auf diese Frage stößt man nach kurzer Zeit auf drei Buchstaben: BMI. Sie sind die knackige Abkürzung für den »Body-Mass-Index«, mit dessen Formel sich das Verhältnis von Körpergröße zu Gewicht ohne viele Hilfsmittel ermitteln lässt. Man multipliziert dazu die Körpergröße in Metern mit sich selbst und teilt dann das Körpergewicht in Kilogramm durch die ermittelte Zahl (noch einmal mathematisch: Körpergewicht in Kilogramm : [Körpergröße in Metern]^2). Was bei der Rechnerei am Ende herauskommt, ist der persönliche BMI. Doch was verrät diese Zahl?

Alter	**idealer BMI**
19–24	19–24
25–34	20–25
35–44	21–26
45–54	22–27
55–64	23–28
über 65	24–29

Vereinfacht gesagt, sind Menschen mit einem BMI über 25 übergewichtig, solche mit einem Wert über 30 adipös, also krankhaft übergewichtig. Allerdings hängt auch von Alter und Geschlecht ab, wie hoch der Body-Mass-Index sein sollte. Mit dem Alter darf nämlich auch der empfohlene BMI steigen – bei Senioren über 65 Jahren gelten Werte bis 29 als in Ordnung.

Doch leider ist das Leben nicht so eindeutig wie eine Rechenformel. Und so ist auch der BMI nicht Maß aller Dinge. Denn er unterscheidet nicht zwischen Fett und Muskelmasse. So kann zum Beispiel ein sehr durchtrainierter, muskulöser Mensch einen ebenso hohen BMI haben wie ein untrainierter mit einem hohen Anteil an Körperfett. Denn Muskeln wiegen mehr und »verfälschen« daher den Wert.

Es kommt außerdem auch nicht nur darauf an, wie viele Pfunde man zu viel auf die Waage bringt. Auch wo die Fettdepots sitzen, gibt Auskunft über das Gesundheitsrisiko. So hat sich zum Beispiel gezeigt, dass Fettdepots am Bauch gefährlicher sind als solche an Po oder Oberschenkeln. Der typisch weibliche »Birnentyp« scheint also zumindest gesundheitlich weniger Risiken mit sich zu tragen als ein »Apfeltyp«, bei dem sich die Speckröllchen vor allem um die Taille herum ansammeln. Und hier wiederum ist nicht das Unterhautfettgewebe zwischen Haut und Muskelschicht gefährlich, das Sie mit den Händen greifen können. Auch Wasseransammlungen, zum Beispiel in den Tagen vor den Tagen, können den Bauchumfang beeinträchtigen, sind gesundheitlich aber irrelevant.

Das bauchbetonte Übergewicht ist dann gefährlich, wenn der Anteil des inneren Bauchfetts zu groß ist. Dieses viszerale oder intraabdominale Fett liegt zwischen den Bauchorganen wie Magen, Milz und Bauchspeicheldrüse, um sie zu polstern und zu schützen. Es dient zudem als wichtiger Kurzzeit-Energiespeicher für den Körper. Die Reserven im Bauch lassen sich im Notfall für schnelle Energie anzapfen, damit das gespeicherte Fett wieder ins Blut abgegeben wird.

Weil die Zellen (Adipozyten) des inneren Bauchfetts hormonell deutlich aktiver sind als anderes Fettgewebe, hat das Viszeralfett Auswirkungen auf den Hormon- und Botenstoffhaushalt. Es beeinflusst zum Beispiel die Hormone Leptin und

Adiponektin, die bei der Regulierung des Hunger- und Sättigungsgefühls eine Rolle spielen, oder Entzündungsbotenstoffe wie Interleukin-6 und Tumornekrosefaktor alpha.

Mit wachsendem Bauchumfang kann der Hormonüberschuss daher Entzündungen im Körper fördern und Blutzucker- und Fettstoffwechselstörungen begünstigen. Gleichzeitig gelangt zu viel Fett aus den Speichern ins Blut, was zu erhöhten Blutfettwerten führt, wenn man weiter isst und sich wenig bewegt.

Das Maßband kann also in puncto Gesundheitsgefährdung oft mehr Auskunft geben als die Waage. Bei Frauen sollte der Taillenumfang, gemessen zwei Fingerbreit über dem Beckenkamm, nicht mehr als 80 Zentimeter, bei Männern nicht über 94 Zentimeter liegen. Ab einem Umfang von 88 bzw. 102 Zentimeter besteht statistisch ein erhöhtes Risiko für chronische Krankheiten wie Diabetes, Herz-Kreislauf-Erkrankungen und Krebs.

So klappt es mit dem Abnehmen

Die Erfahrung zeigt, dass die Aussichten, dauerhaft an Gewicht zu verlieren, umso schlechter sind, je mehr man einem Schönheitsideal entsprechen will, das einem von außen auferlegt wird. Der Wunsch nach Veränderung und der Wille zum Abnehmen müssen aus uns selbst kommen. Dann ist es egal, wie dick man ist oder ob man drei, fünf, zehn oder noch mehr Kilos verlieren möchte.

Genauso entscheidend ist aber auch, dass die Gewichtsreduktion nachhaltig ist und den kurzen Freudentaumel angesichts der sinkenden Angaben auf der Waage überdauert. Allerdings sind schnelle Erfolge für viele wichtiger als die Gesundheit. Doch wer deshalb auf eine extrem niedrige Kalorienzufuhr oder unausgewogene Nahrung setzt, zwingt seinen Körper nur scheinbar in die Knie. Der schaltet nämlich einfach auf Sparstoffwechsel und passt seinen Grundumsatz an Energie, den er in Ruhe zur Aufrechterhaltung seiner Funktion braucht, zum Beispiel beim Schlafen, den mageren Zeiten einfach an. Fehlen dann auch noch wichtige Nährstoffe, wie zum Beispiel Proteine, zapft er einfach seine eigenen Depots an: die Muskeln.

Wird nach einer Diät das Kalorienangebot wieder erhöht, etwa weil man wieder isst wie bisher, ist der Körper erst einmal total überfordert. Weil er gar nicht so viel Energie verbrauchen kann, wie er bekommt, lagert er die überschüssigen Kalorien ohne Umwege in seine Fettdepots. Man weiß ja nie, was kommt. Dieser Prozess wird noch unterstützt, weil es nun an Muskelmasse fehlt, die das zugeführte Energieplus verheizen könnte. Das traurige Ergebnis: Schon nach kurzer Zeit kneift der Hosenbund wieder, und wenn man Pech hat, klettert die Anzeige auf der Waage sogar noch weiter nach oben als vor der Diät. Diesen Teufelskreis nennt man »Jo-Jo-Effekt«.

Keine Frage: Übergewicht kann das Wohlbefinden deutlich mindern. Und möglichst rasch einfach erst mal ein bisschen weniger zu wiegen ist ein großer Ansporn, weiter am Ball zu bleiben. Umso wichtiger ist es, die richtige Strategie zu ergreifen. Man kann nämlich durchaus so essen, dass man zügig Gewicht verliert und trotzdem auf Dauer schlank bleibt. Besonders einfach gelingt dies, wenn Sie sich vegan ernähren.

Vegan: Was ist das überhaupt?

Dass immer weniger Menschen Lust auf Fleisch haben, liegt zum Großteil sicher an den regelmäßig wiederkehrenden Lebensmittelskandalen: Geflügelabfälle im Supermarkt, Dioxin in Futtermitteln, Pferdefleisch in der Lasagne… Was sicher aber genauso eine Rolle spielt: Gemüse und Salat haben längst ihr biederes Öko-Image abgeschüttelt. »Grün« essen ist hip. Und das wird wohl erst einmal so bleiben. Jeder dritte Deutsche interessiert sich laut einer Studie des Instituts für Demoskopie Allensbach 2012 ganz besonders für gesunde Ernährung. Mehr als jedem zweiten sind Vitamine überdurchschnittlich wichtig, so das Ergebnis einer anderen Studie des Forschungsinstituts Ipsos. Gesunde Ernährung und moderner Lebensstil sind kein Widerspruch mehr.

Vegan ist das neue Vegetarisch

Im Gegensatz zu »klassischen« Vegetariern verzichten Veganer aber nicht nur auf Fleisch und Fisch, sondern auf alle Lebensmittel tierischen Ursprungs, also auch auf Eier, Milch und Milchprodukte, Honig und Gelatine. Und Veganismus beschränkt sich nicht nur aufs Essen. Wolle, Seide, Pelz und Leder sind unter konsequenten Veganern ebenso verpönt wie zum Beispiel Kosmetik- und Haushaltsprodukte, die tierische Bestandteile enthalten oder für deren Entwicklung Tierversuche nötig waren. Das hat vor allem ethische Gründe: Der Verzicht ist gelebter Protest gegen die moderne Massentierhaltung und die gnadenlose Ausbeutung unserer Mitgeschöpfe. Die meisten Legehennen leben nun einmal auf kleinstem Raum. Ganz abgesehen von den Millionen männlicher »Eintagsküken«, die nach dem Schlüpfen getötet werden, weil sie von der Industrie als nutzlos angesehen werden.

Moderne Hochleistungsmilchkühe mit ihren überdimensionalen Eutern müssen jährlich 5000 bis 10 000 Liter Milch geben – in den 1950er-Jahren waren es im Durchschnitt um die 650 Liter. Selbst Bienenvölker werden heute in Massenzucht gehalten, um möglichst viel Honig zu gewinnen. Dabei manipulieren Imker auf der ganzen Welt, indem sie zum Beispiel die Flügel der Königinnen kürzen, damit sie nicht ausschwärmen können, oder indem sie sie durch besonders große Wachszellen im Stock dazu animieren, mehr Eier zu legen.

Im Gegensatz zu Anhängern der Biobewegung ist es für überzeugte Veganer mit einer Verbesserung der Haltungsbedingungen nicht getan. Biokalbfleisch mag vielleicht besser schmecken und mit weniger Schadstoffen belastet sein als Fleisch aus konventioneller Haltung. Aber auch das kann nicht darüber hinwegtäuschen, dass das Kälbchen sein Leben lassen muss, nur weil der Mensch etwas essen will. Und auch nicht darüber, dass es nach wenigen Wochen keine Muttermilch mehr erhält, weil diese im Supermarkt verkauft werden soll.

Auch bei der Gewinnung an sich natürlicher Rohstoffe wie Wolle oder Seide leiden Tiere. In Australien, weltweit der Marktführer in der Wollproduktion, werden zum Beispiel unzählige Merinoschafe mit besonders faltiger Haut gezüchtet, die noch stärkeren Haarwuchs garantieren sollen. In der Hitze kollabieren nicht wenige dieser Tiere. Zudem sammelt sich in den Hautfalten Feuchtigkeit und Urin, was wiederum Fliegen anlockt, die dort ihre Eier ablegen, damit ihre Maden sich vom Fleisch der Schafe ernähren können. Lässt die Wollproduktion schließlich irgendwann nach, werden die Schafe in oft wochenlangen Lebendtransporten viele tausend Kilometer an Schlachtereien auf der ganzen Welt verkauft.

Selbst bei der Seidengewinnung müssen Tiere sinnlos ihr Leben lassen: Die Kokons des Maulbeerspinners werden samt den lebenden Puppen zum Beispiel in kochendes Wasser geworfen, damit der Faden beim Schlüpfen nicht beschädigt wird.

Immer mehr Menschen wollen dieses skrupellose Vorgehen nicht mehr unterstützen und suchen daher nach ethisch einwandfreien Alternativen.

Ein schlagendes Argument: Umweltschutz

Die bewusste Entscheidung für pflanzliche Nahrung ist auch ein persönlicher Beitrag zur CO_2-Reduzierung. Wer sich vegan ernährt, setzt also ein aktives Zeichen in puncto Umweltschutz.

Um Weideland und Futtermittel für die Massentierzucht zu erhalten, werden riesige Waldflächen gerodet. Dabei verschwinden nicht nur unzählige Pflanzen unwiederbringlich von diesem Planeten. Bei der Rodung wird auch der in den Bäumen gespeicherte Kohlenstoff als Kohlenstoffdioxid freigesetzt und in die Atmosphäre abgegeben. In ganz besonderem Maße gilt dies für die tropischen Regenwälder, die noch einmal 50 Prozent mehr Kohlenstoff speichern als andere Waldgebiete.

Allein zwischen 2005 und 2010 ging die Zahl der Waldflächen weltweit pro Jahr um 5,6 Millionen Hektar zurück. Das entspricht in etwa einem Siebtel der Fläche Deutschlands. Und als wäre das noch nicht genug, entweicht aus Mist und Gülle bzw. im Zuge der Verdauung der Zuchttiere zudem das nach CO_2 zweitwichtigste Treibhausgas in die Atmosphäre: Methan.

Die Rodung treibt aber nicht nur die CO_2-Bilanz in die Höhe. Auch die ökologische Vielfalt geht verloren. Experten schätzen, dass in den tropischen Regenwäldern Tag für Tag bis zu 500 Arten aussterben. Allen in Deutschland ist der Bestand von über 5700 Arten gefährdet, vor allem durch die Folgen der immer intensiveren landwirtschaftlichen Nutzung der Agrarflächen mit wenig Pflanzen- und Tierarten.

Ein weiteres ökologisches Argument: Pflanzenanbau verbraucht nicht nur deutlich weniger Fläche, sondern auch viel weniger Wasser als Tierhaltung. Ein Rind aus konventioneller Intensivhaltung zum Beispiel trinkt, bis es mit etwa drei Jahren sein Schlachtgewicht erreicht hat, etwa 24 000 Liter Wasser. Dazu kommen noch die riesigen Wassermengen, die für den Anbau seines Futters benötigt werden und die das »Kontingent« extrem nach oben treiben. Hochgerechnet werden so für ein einziges Kilo Rindfleisch (ohne Knochen) 15 500 Liter Wasser verbraucht. Dagegen werden für ein Kilo Weizen weltweit durchschnittlich lediglich 1826 Liter Wasser benötigt, wobei mehr als zwei Drittel davon aus natürlichen Niederschlägen stammen. Wenn Sie auf heimischen Weizen zurückgreifen, ist das Wasserkonto noch günstiger. Denn aufgrund der Witterungsbedingungen kommen die hiesigen Bauern ohne künstliche Bewässerung aus.

Die Lösung für den Welthunger?

Tiere benötigen nicht nur ein Vielfaches an Wasser, sondern auch viel mehr Nahrung, als sie selbst wieder liefern. Für das bereits erwähnte Kilo Rindfleisch werden zwischen 7 und 16 Kilo Getreide oder Sojabohnen benötigt. Kein Wunder also, dass lediglich 10 Prozent der weltweiten Sojaernte zu menschlicher Nahrung verarbeitet wird – der Großteil davon wiederum zu Margarine. Der überwältigende Rest dient vor allem als preiswertes Kraftfutter für die Massentierhaltung.

Diese Entwicklung verschlechtert nicht zuletzt die Situation in vielen Entwicklungsländern. Denn anstatt sich selbst mit dem zu versorgen, was der Boden hergibt, werden die Flächen für den Anbau von Futtergetreide geopfert, das anschließend in die Industrienationen exportiert wird. Kein Wunder, dass immer mehr Menschen in der Auflösung dieses Missverhältnisses die Lösung des Welthungers sehen.

Vegan essen hilft beim Abnehmen

Rund 800 000 Menschen verzichten in Deutschland bereits auf jegliche tierische Lebensmittel. Und es werden immer mehr. Das liegt mit Sicherheit auch daran, dass strenge Dogmen heute genauso unpopulär sind wie grenzenloser Fleischkonsum. So muss nicht jeder, der die vegane Küche ausprobieren will, gleich seinen ganzen Lebensstil umkrempeln. Persönlich profitieren werden Sie von der Ernährungsumstellung trotzdem. Nicht zuletzt weil der Verzicht auf Fleisch und andere Lebensmittel tierischen Ursprungs einen nicht zu vernachlässigenden »Nebeneffekt« hat: Vegane Kost – und das ist das schlagende Argument für alle, die ihren ungeliebten Pfunden den Kampf angesagt haben – eignet sich ideal, wenn Sie zügig abnehmen wollen. Das liegt an den Hauptzutaten der veganen Küche. Die meisten Obst- und Gemüsesorten haben nämlich eine relativ geringe Energiedichte und liefern so auch in größeren Mengen nur wenige Kalorien.

Das bedeutet, dass Sie große Mengen davon essen können, ohne dass dies der Figur schadet. Die in Pflanzenkost enthaltenen Ballaststoffe regulieren zugleich die Verdauung und haben einen positiven Effekt auf den Blutzuckerspiegel. Hülsenfrüchte und Vollkorngetreide stehen dem in nichts nach. Weil der in ihnen enthaltene Zucker nur langsam ins Blut abgegeben wird, machen sie lange satt und beugen Heißhungerattacken vor. Doch dazu später mehr. Und weil eine ausgewogene rein pflanzliche Ernährung genug Eiweiß enthält, bleibt auch die Muskulatur als zusätzlicher Proteinlieferant unangetastet. Sich satt essen, ohne dabei auf Kalorien achten zu müssen: Mit veganer Ernährung kann dieser Traum endlich Wirklichkeit werden.

Was außerdem sehr hilfreich ist: Wer vegan isst und daher besonders auf die Zutaten im Essen achtet, dem fällt das Abnehmen auch deshalb leichter, weil sich viele gewohnte Essfallen viel leichter umschiffen lassen. Das Bewusstsein für die Produkte färbt nämlich ziemlich rasch auch auf das Bewusstsein für das eigene Essverhalten ab. Man nimmt dann viel schneller wahr, dass man eigentlich gar keinen Hunger hat, sondern viel lieber etwas trinken würde. Oder dass die Gedanken nur deshalb um den Inhalt des Kühlschranks kreisen, weil man gerade extrem unter Druck steht. Wer solche Essfallen erkennt, kann gezielt dagegen angehen. Eine Tasse frisch aufgebrühter Tee, ein Viertelstündchen Pause in der Sonne, ein ausgedehnter Abendspaziergang oder auch einfach nur ein paar imaginäre Boxbewegungen gegen den Chef helfen viel besser als ein Schokoriegel.

Dazu kommt, dass fast alle »normalen« Schokoladensorten, Gummibärchen, Eiscremes, Kekse und andere Naschereien tierische Produkte wie Gelatine, Milchpulver oder Ei enthalten. Wer sich entschieden hat, bewusst darauf zu verzichten, gelangt nicht so schnell in Versuchung.

»Diät«, abgeleitet vom griechischen *díaita*, bezeichnete ursprünglich nichts anderes als eine bestimmte Lebensweise. Heute verstehen die meisten etwas anderes darunter: Eine Diät ist eine in der Regel zeitlich begrenzte Ernährungsumstellung, mit deren Hilfe das Gewicht reduziert oder gesundheitliche Risikofaktoren aus dem Weg geräumt werden sollen. Die vegane Ernährung vereint alle drei Deutungen in sich. Sie ist Teil einer Lebensweise, die Tötung und Ausbeutung von Tieren ablehnt. Gleichzeitig ist sie aber auch ein sicherer Weg hin zu einem schlankeren und gesünderen Körper. So gesehen ist veganes Essen so etwas wie das Ideal einer Diät.

Vegan allein macht noch nicht schlank

Kein Fleisch? Klar! Eier, Milch und Honig weglassen auch. Aber worauf kommt es eigentlich noch an, wenn man vegan essen und dabei auch gleich ein paar Pfunde verlieren möchte?

Bewusst einzukaufen und zu kochen sind die ersten Schritte auf dem Weg zur besseren Figur. Wer dazu noch beim Essensrhythmus ein paar grundlegende Dinge beachtet, schaltet die Weichen auf Abnehmen. Garantiert!

Das Geheimnis: selbst kochen

»Vegan« allein ist natürlich noch lange kein Garant fürs Abnehmen. Denn wie bei Biolebensmitteln hat sich auch hier eine Industrie entwickelt, die den Verbraucher mit all dem versorgt, was er zu brauchen meint. Und so findet man in Bioläden, Reformhäusern, gutsortierten Supermärkten und Internetshops ein ständig wachsendes Angebot an veganen Nahrungsmitteln, die alles andere als schlank machen. Auch vegane Schoko-Nuss-Creme enthält nichts anderes als Fett, Zucker, Nüsse und Kakaopulver (und ein paar andere Zutaten wie Emulgatoren oder Aromen). Vegane Schokoriegel liefern genauso viele Kalorien wie »normales« Naschwerk. Vegane Salami erhält ihr Aroma neben Zucker und Fett vor allem durch Hefeextrakt, das zwar nicht durch eine E-Nummer gekennzeichnet werden muss, dessen Salze chemisch aber denen in Natriumglutamat (E 621) gleichen – das, ganz nebenbei, unter Verdacht steht, das natürliche Sättigungsgefühl zu beeinträchtigen und ein permanentes Heißhungergefühl auszulösen.

Nur wer selbst mit frischen Zutaten kocht, kann auch selbst darüber bestimmen, was auf den Teller kommt. Ein Blick auf die Zutatenliste vieler veganer Fertiggerichte zeigt, dass Essen, das auf tierische Bestandteile verzichtet, nicht gleichzeitig »natürlich« sein muss. Säuerungs- und Verdickungsmittel etwa sind fast immer ebenso fester Bestandteil wie der schon erwähnte Hefeextrakt. Die wenigsten würden wohl von sich aus zu den Zutaten greifen, die sich in vielen Dosen, Tüten und anderen Packungen finden. Wahrscheinlich wüssten sie auch gar nicht, wo sie Weizeneiweiß, Maltodextrin, Glukose-Fruktose-Sirup oder modifizierte Stärke bekommen sollten.

»Billige« Energie aus Weißmehl

Weizeneiweiß ist nicht nur für Menschen gefährlich, die an Zöliakie leiden. Die sind wahrscheinlich ohnehin sensibilisiert und studieren die Packungsangaben sehr genau oder greifen beim Einkaufen gleich zu entsprechend gekennzeichneten glutenfreien Lebensmitteln.

Weil die neuen Weizenzüchtungen bis zu 50 Prozent aus dem Klebereiweiß Gluten bestehen, wodurch sich das Mehl industriell besser weiterverarbeiten lässt, klagen aber auch immer mehr »gesunde« Leute nach dem Genuss von Brot und Gebäck aus Weizen über ein unangenehmes Völlegefühl und einen aufgeblähten Bauch. Moderne Weizensorten lassen zudem den Blutzuckerspiegel ungleich schneller und stärker ansteigen als früher üblich. Denn sie enthalten deutlich mehr Stärke, eine pflanzliche Speicherform von Zucker (Glukose).

Um den im Blut enthaltenen Zucker in die Zellen zu verfrachten und dort als Energiequelle zu nutzen, schüttet die Bauchspeicheldrüse das Hormon Insulin aus. Dieses öffnet wie ein Schlüssel einen Transportschacht in der Zellmembran, damit der Zucker im Inneren verbrannt werden kann. Der Blutzucker sinkt wieder auf ein normales Niveau, das Insulin wird in den nächsten Stunden im Körper abgebaut.

Dieser natürliche Regulationsmechanismus wird empfindlich gestört, wenn wir zu viel Zucker essen – nicht nur in Reinform in Kaffee oder Süßigkeiten, sondern eben auch versteckt wie zum Beispiel in weizenhaltigen Produkten. Irgendwann nämlich sprechen die Zellen einfach nicht mehr auf das »Schlüsselhormon« an, worauf die Bauchspeicheldrüse immer noch mehr Insulin produziert. Das wiederum hat Folgen für den Fettstoffwechsel, denn Insulin beeinflusst nicht nur den Blutzuckerspiegel. Es fördert auch die Einlagerung von Nahrungsfetten in die körpereigenen Fettzellen. Gleichzeitig hemmt es die Zerlegung und anschließende Freisetzung von Fettsäuren aus den körpereigenen Fettdepots, auch wenn die Zellen diese aufgrund des nicht zur Verfügung stehenden Zuckers gerade gut als Energielieferanten gebrauchen könnten.

Erschöpft von der andauernden Insulinproduktion, gibt die Bauchspeicheldrüse schließlich irgendwann ihre Arbeit ganz auf: Ein Diabetes ist entstanden.

Ganz nebenbei sorgt das rasante Auf und Ab des Blutzuckerspiegels dafür, dass wir ständig essen. Denn weil der Zuckerspiegel ebenso rasch wieder abfällt, wie er zuvor gestiegen ist, signalisieren Botenstoffe dem Gehirn umgehend einen entsprechenden Mangel. Im Kopf werden daraufhin über verschiedene Signalwege andere »Botschaften« versandt. Die wichtigste: »Essen, um das Energiedefizit schnellstmöglich zu beheben!« Und so meldet sich erneut Hunger, obwohl die letzte Mahlzeit noch gar nicht lange zurückliegt.

Ungünstige Fettsäuren

Wie »normales« Fast Food liefern auch vegane Fertignahrungsmittel häufig mehr Fett, als es für die tägliche Energiebilanz nötig und gut ist. Vor allem enthalten sie meist das vergleichsweise preiswerte Sonnenblumenöl. Das ist wie auch Distel- und Maiskeimöl zwar reich an lebenswichtigen Omega-6-Fettsäuren. Und weil unser Körper diese sogenannten essenziellen Fettsäuren nicht selbst herstellen kann, müssen wir sie ihm auch regelmäßig über die Nahrung zuführen. Viel hilft jedoch nicht viel. Im Gegenteil: Im Übermaß können Omega-6-Fettsäuren ihre Wirkung nicht entfalten und schaden der Gesundheit sogar. Chronisch erhöhter Blutdruck, gestörte Blutgerinnung, Plaquebildung, Gefäßverengung, chronische Entzündungen, Allergien und sogar Krebs können Folge dieser Überversorgung sein.

Wie viel Omega-6-Fettsäuren zu viel sind, hängt weniger von der Menge als von dem Verhältnis zu einer anderen Gruppe essenzieller Fettsäuren ab: den Omega-3-Fettsäuren. Im Idealfall sollte man zwei- bis dreimal so viele Omega-6- wie Omega-3-Fettsäuren zu sich nehmen. Die Wirklichkeit sieht leider anders aus, ein Verhältnis von 20 zu 1 ist dank moderner Ernährungsweise keine Seltenheit. Da auch bei der Fettsäurenzusammensetzung von Getreide und Getreideprodukten die Omega-6-Fettsäuren überwiegen, nimmt man bei der normalerweise stark kohlenhydratlastigen hiesigen Kost noch mehr davon zu sich. Fertiggerichte setzen dem Ganzen dann die Krone auf.

Wer sich rein pflanzlich ernähren will, muss besonders aufpassen. Denn die gesunden Omega-3-Fettsäuren kommen in hohen Dosen nur in wenigen Pflanzenölen vor. Der beste Lieferant ist Leinöl. Zugegeben: Sein Geschmack ist recht intensiv und für viele wahrscheinlich etwas gewöhnungsbedürftig. Aber schon 1 bis 2 Esslöffel am Tag würden den Omega-3-Fettsäuren-Bedarf decken. Die kleinen Leinsamen, aus denen das wertvolle Öl gewonnen wird, enthalten zwar ebenfalls reichlich Omega-3-Fettsäuren. Weil sie meist jedoch unzerkaut geschluckt werden, kann der Körper diese nicht in entsprechendem Maße nutzen. Daher sollten Sie die Samen vor dem Verzehr immer grob schroten oder im Mörser zerstoßen.

Die Fettreserven mobilisieren

Damit der Körper seine eigenen Fettreserven anzapft und die Pfunde purzeln wie erhofft, muss vor allem eines stimmen: die Energiebilanz. Am Ende eines Tages darf die Zahl der zugeführten Kalorien die der verbrauchten nicht übersteigen. Sie muss darunter liegen. Das mag ein alter Hut sein und auch einfach klingen. In der Realität scheitert das Projekt Abnehmen aber regelmäßig an dieser einfachen Gleichung.

Die gute Nachricht: Wer sich hauptsächlich von frischem Gemüse, Hülsenfrüchten, Tofu, Kartoffeln, Vollkornprodukten und Obst ernährt, verliert auf Dauer auf jeden Fall an Gewicht. Sie müssen dabei nicht einmal groß auf die Zahl der zugeführten Kalorien achten. Schließlich sind die veganen Basics bis auf ein paar wenige Ausnahmen äußerst figurfreundlich. Das liegt an ihrer geringen Energiedichte: Die Lebensmittel enthalten relativ wenig Kalorien pro Gramm, dafür aber viel Wasser. Und Wasser macht satt, ohne den Stoffwechsel energietechnisch zu belasten. Ganz konkret bedeutet das zum Beispiel: 1 Gramm Rucola hat weniger als 0,2 Kilokalorien (ca. 0,8 Kilojoule), dieselbe Menge Salami oder geriebener Emmentaler Käse jeweils fast 4 Kilokalorien (ca. 17 Kilojoule). Wenn Sie also einfach eine Handvoll Rucola auf den frisch gebackenen Pizzaboden geben statt wie bisher Salami und Käse, haben Sie unglaublich viele Kalorien gespart und bekommen trotzdem nicht das Gefühl, auf etwas verzichten zu müssen. Sie könnten sogar ein bisschen mehr essen.

Keine Chance für Jo-Jo-Effekte

Wer auf pflanzliche Kost umstellt, hat auch in einer anderen Hinsicht gute Karten. Denn der sogenannte Jo-Jo-Effekt, der nach vielen Diäten das Gewicht schnell wieder nach oben peitscht, lässt sich mit der Umstellung auf eine vegane Ernährung gut vermeiden.

Zum einen liegt das daran, dass das Ziel der »Veggie-Diät« eine langfristige Ernährungsumstellung ist. Auch wenn vielleicht nicht jeder, der es einmal für mehrere Wochen oder Monate ausprobiert hat, sich vegan zu ernähren, für immer streng vegan weiteressen und vielleicht sogar auf ein Stück Fleisch oder Käse hin und wieder nicht verzichten möchte: Die wenigsten werden wieder völlig ungezügelt in alte Essgewohnheiten zurückfallen. Sie haben sich einfach schon zu intensiv mit den Produkten und Herstellungsverfahren der modernen Lebensmittelindustrie auseinandergesetzt und stehen ihnen kritisch gegenüber.

Zum anderen, und das ist das ernährungsphysiologische Moment, ist die vegane Ernährung reich an gesunden Proteinen, sodass der Körper ausreichend mit Eiweiß versorgt wird und nicht auf seine eigenen Reserven zurückgreifen muss. Das heißt, die Muskeln bleiben erhalten und können wie gewohnt Kalorien verbrennen. Dieser Effekt ließe sich sogar noch unterstützen, indem man durch ein leichtes Ausdauer- und Krafttraining zusätzliche Muskelmasse aufbaut. Auch das fällt jetzt leichter. Denn mit der gesunden Ernährung wächst die Lust und das natürliche Verlangen des Körpers, sich zu bewegen.

Pausen sind wichtig

Der Körper kann nur dann Fett verbrennen, wenn kein Insulin im Blut schwimmt. Wer immer wieder zwischendurch nascht, auch wenn es sich dabei um vermeintlich figurfreundliche Kleinigkeiten wie einen Apfel, ein Stück Vollkornbrot oder ein Glas Soja-Latte handelt, animiert damit seine Bauchspeicheldrüse, Insulin auszuschütten. Denn der Körper ist darauf programmiert, den in den Snacks enthaltenen Zucker möglichst ohne Umwege zu verbrennen und in Energie umzuwandeln. Dazu braucht es eben Insulin. Und bis das wieder abgebaut ist, verbrennt kein Gramm Fett. Wer Lust auf ein kleines Dessert oder einen Cappuccino hat, sollte beides aus demselben Grund gleich nach dem Mittagessen genießen.

Warten Sie nach einer Mahlzeit mindestens vier Stunden, bis Sie erneut etwas essen. Wenn Sie es gar nicht aushalten und selbst ein großes Glas Wasser oder eine Tasse Tee nicht helfen, greifen Sie zu einem Eiweißsnack, der die Insulinproduktion nicht »anschmeißt«, wie zum Beispiel ein Becher Natur-Sojajoghurt, eine Tasse klare Gemüsebrühe oder ein Stück Rohkost (aber möglichst keine Möhren, weil diese für Gemüse relativ viel Zucker enthalten).

Immer genug trinken

Vielen Menschen fällt es schwer, zwischen Hunger und Durst zu unterscheiden. Das ist auch gar nicht verwunderlich, denn der Körper sendet, wenn er durstig ist, die gleichen Signale wie bei Hunger. Wenn es also noch gar nicht so lange her ist, dass Sie etwas gegessen haben, und Sie trotzdem schon wieder Appetit bekommen, sollten Sie erst einmal einen Schluck trinken. Ganz oft verschwindet das nagende Gefühl in der Magengegend dann schnell wieder. Wer darauf achtet, tagsüber immer ausreichend Flüssigkeit zu sich zu nehmen, kann solche Essfallen von vornherein umgehen. Am besten trinken Sie schon morgens gleich nach dem Aufstehen ein großes Glas stilles Wasser. Das macht den Stoffwechsel munter, regt die Verdauung an und hilft dem Körper, mit Schwung in den neuen Tag zu starten. Im Lauf des Tages sollten es dann mindestens 2 Liter sein – am besten Wasser oder ungesüßter (Kräuter-)Tee.

Der Trick mit den Kohlenhydraten

Nachts, wenn wir schlafen, produziert eine kleine Drüse im Gehirn – die Hypophyse oder Hirnanhangsdrüse – Hormone, die verschiedenste Körperfunktionen regulieren: etwa den Schlaf, die Harnproduktion, den Wasser- und den Salzhaushalt oder den weiblichen Zyklus. Eines davon, das Wachstumshormon HGH, aktiviert Reparatur- und Wachstumsprozesse in der Haut, den Muskeln und den Knochen und kurbelt den Stoffwechsel an.

Im Gegensatz zum Tag bezieht der Körper seine benötigte Energie nachts zu etwa zwei Dritteln aus den eigenen Fettdepots. HGH zapft dabei die Fettzellen an, und zwar bevorzugt am Bauch. Besonders viel HGH schüttet die Hypophyse etwa ein bis eineinhalb Stunden nach dem Einschlafen aus, vor allem ab Mitternacht. Zu dieser Zeit läuft die Fettverbrennung auf Hochtouren. Allerdings nur dann, wenn nicht gleichzeitig Insulin die Mobilisierung des Speicherfetts verhindert.

Wer also möglichst rasch Erfolge beim Abnehmen erzielen will, kann mit einem einfachen Trick gegensteuern und abends einfach keine Kohlenhydrate essen. Ohne Zucker bzw. Stärke aus Brot, Nudeln, Reis, Kartoffeln oder Hülsenfrüchten bleibt der Blutzuckerspiegel neutral, weswegen es für die Bauchspeicheldrüse auch keinerlei Anlass gibt, die Insulinproduktion zu starten. Ohne Insulin wiederum kann das Wachstumshormon seine Wirkung voll entfalten, und die Fettspeicher schmelzen wie von allein.

Keine Kohlenhydrate zu essen heißt nicht, dass Sie abends hungrig ins Bett müssen. Wenn Sie stattdessen eine Mahlzeit mit hochwertigem Eiweiß und gesunden Fetten zu sich nehmen, werden Sie schön satt und führen Ihrem Körper gleichzeitig viele Aminosäuren zu, die er für die Reparatur und den Neuaufbau der Zellen benötigt. Mit dem »klassischen« Dinner-Cancelling dagegen kommen Sie Ihrem Ziel nicht näher. Der Körper würde die benötigten Proteine dann nämlich einfach aus seinen Muskeln ziehen. Und was das bedeutet, haben Sie auf den vorangegangenen Seiten schon gelesen: Jo-Jo-Effekt und erneute Gewichtszunahme. Gegen den Hunger zu arbeiten bringt also gar nichts. Genießen Sie stattdessen lieber ein gesundes Abendessen und freuen Sie sich, dass Sie Ihrem Ziel anschließend ohne weiteres Zutun schon wieder einen Schritt näher kommen. Und wenn Sie tagsüber ein bisschen Sport treiben, unterstützen Sie die Wachstumshormon-Ausschüttung noch stärker.

Zu spät sollten man natürlich auch nicht essen. Denn sonst ist der Organismus zu sehr mit Verdauungsarbeiten beschäftigt und kann nicht zur Ruhe kommen. Und dann wiederum fehlen die wichtigen Stunden Nachtruhe rund um Mitternacht.

Wenn Sie rasch abnehmen wollen, spielt es also durchaus eine Rolle, was Sie wann essen. Wählen Sie daher abends eines der Rezepte ohne Kohlenhydrate im hinteren Teil des Buches.

Wenn Sie Ihr Wunschgewicht erreicht haben, müssen Sie nicht mehr so streng sein. Dann können Sie auch abends ein Mittagsgericht essen oder die kohlenhydratfreien Gerichte zum Beispiel mit einer Scheibe Brot bzw. einer Portion Nudeln, Kartoffeln, Getreide oder Reis ergänzen.

Vegan ist gesund!

Es gibt natürlich noch ein paar Argumente mehr für die vegane Ernährung als die Gewichtsreduktion. Gemüse, Obst und Getreide sind von Natur aus reich an Vitaminen, Mineral-, Ballast- und sekundären Pflanzenstoffen. Hülsenfrüchte und Sojaprodukte liefern eine große Portion Proteine. Nüsse, Samen und Pflanzenöle enthalten lebenswichtige Fettsäuren, aber wenig gesättigte Fettsäuren und auch kein Cholesterin – ganz im Gegensatz zu Fleisch, Eiern und Milch.

Was steckt in tierischen Lebensmitteln?

Abgesehen vom Mitleid mit Tieren, dem Ekel vor Fleischskandalen oder der Belastung durch Antibiotika, Dioxin oder andere Stoffe, die in unserem Essen eigentlich nichts zu suchen haben, sowie den (unumstritten schädlichen) Auswirkungen auf unsere Umwelt können zu viel Fleisch und andere tierische Eiweiße und Fette der Gesundheit und dem Wohlbefinden ganz schön zusetzen.

Gefährliche Fette

Gesättigte Fettsäuren stecken übrigens nicht nur in Fleisch und Wurst, sondern auch in Eiern, Milch und Milchprodukten wie Käse, Quark oder Joghurt. Wer sich »klassisch« vegetarisch ernährt, führt seinem Körper also ebenfalls reichlich davon zu. Unser Organismus kann gesättigte Fettsäuren im Gegensatz zu den einfach und mehrfach ungesättigten Fettsäuren in Pflanzenölen nur schwer verwerten, weil sie träge mit anderen Stoffen reagieren. Aus diesem Grund werden sie vor allem in den Fettdepots gelagert, was wiederum Übergewicht und die damit einhergehenden gesundheitlichen Folgen wie koronare Herzkrankheiten oder auch Schäden an den Gelenken begünstigt. Dass diese Erkrankungen in den heutigen Fast-Food-Zeiten immer mehr zunehmen, ist kein Wunder. Denn auch versteckte Fette in Fertiglebensmitteln sind meist gesättigte Fettsäuren.

Vor allem aber enthalten gesättigte Fettsäuren reichlich Cholesterin. Diese wasserunlösliche Substanz, ein sogenanntes Lipid, ist zwar lebensnotwendig und erfüllt im Körper die verschiedensten Aufgaben. Sie ist zum Beispiel wichtig für die Stabilität der Zellwände, die Isolierschicht der Nervenzellen, die Produktion der Gallensäure, die Vitamin-D-Synthese und die Produktion verschiedener Hormone und Botenstoffe. Aber der Körper bildet selbst ausreichend Cholesterin und ist daher nicht auf die zusätzliche Zufuhr von außen angewiesen. Im Gegenteil: Wenn ständig zu viel Cholesterin im Blut herumschwimmt, steigt das Risiko für Arteriosklerose, Angina Pectoris, Herzinfarkt und Schlaganfall massiv. Besonders gefährlich ist dabei das »schlechte« LDL-(Low-Density-Lipoprotein-) Cholesterin, das sich wiederum vor allem in gesättigten Fettsäuren findet.

Gesundheitsrisiko Fleisch

Übermäßiger Fleischkonsum steht nicht nur im Verdacht, dem Herz zu schaden. Experten des Deutschen Instituts für Ernährungsforschung (DiFE) in Potsdam-Rehbrücke haben herausgefunden, dass zu viel rotes Fleisch, zu dem die meisten verzehrten Sorten wie Rind, Kalb, Schwein und Lamm zählen, die Entstehung von Darmkrebs begünstigen. Schon seit mehr als zwanzig Jahren ist auch die European Prospective Investigation into Cancer and Nutrition, kurz EPIC, den gesundheitlichen Auswirkungen des Fleischverzehrs auf der Spur. Für ihre Studie wurden bereits etwa eine halbe Million Menschen aus zehn europäischen Nationen zu ihren Ernährungsgewohnheiten und ihrem Lebensstil befragt. Auch hier zeigt sich, dass das Krebsrisiko mit zunehmendem Fleischkonsum deutlich ansteigt. Möglicherweise liegt dies an dem im Fleisch enthaltenen Eisen. Dieser an sich lebenswichtige Mineralstoff kann im Übermaß zugeführt zu Eiweißverbindungen führen, die wiederum Krebs auslösen können. Eventuell lässt sich daher auch keine Verbindung zwischen dem Verzehr von weißem Fleisch und Krebs nachweisen. Denn Hähnchen oder Pute enthalten deutlich weniger Eisen. Dafür können sie andere Krankheitserreger in den Körper »schmuggeln«, wie Campylobacter-Bakterien, Escherichia-(E.-)coli-Bakterien und sogar die gefürchteten Krankenhauskeime, die MRSA-Staphylokokken (Methicillin-resistenter Staphylococcus aureus).

Fleisch ist nicht nur reich an Eisen, es hat auch einen hohen Anteil an Purin, eine Substanz, die Bestandteil jeder Körperzelle und daher lebensnotwendig für den Aufbau neuer Zellen sowie die Erbsubstanz ist. Beim Abbau von Purin entsteht im Körper Harnsäure, was normalerweise keine gesundheitlichen Folgen hat, weil diese über den Urin wieder ausgeschieden wird. Geschieht dies jedoch nicht in ausreichend hohem Maße, was meist genetisch bedingt ist oder daran liegt, dass zu viele purinhaltige Lebensmittel verzehrt wurden, steigt der Harnsäurespiegel im Blut. Die überschüssige Harnsäure lagert sich im Gewebe ab, vor allem in den Finger- und Zehengelenken und in den Nieren, wo sie Gicht, Entzündungen und Nierensteine verursacht.

Ähnlich verhält es sich auch bei einer anderen Säure, der Arachidonsäure. Sie ist wichtig für die Synthese von Prostaglandinen und Leukotrienen, Botenstoffe entzündlicher Reaktionen, die eine entscheidende Rolle bei entzündlichen Prozessen im Körper spielen. Normalerweise kann der Organismus Arachidonsäure selbst herstellen. Je mehr von außen dazukommt, umso mehr entzündungsfördernde Stoffe bildet der Körper. Sie feuern rheumatische Entzündungen in den Gelenken an und verursachen so Rheuma.

Neben Alkohol und Zucker trägt vor allem ein zu hoher Fleischkonsum dazu bei, dass im Körper zu viele saure Stoffwechselprodukte entstehen und dass das Gewebe übersäuert. Die Körperfunktionen können jedoch dann am besten laufen, wenn der pH-Wert des Bluts leicht basisch ist (pH 7,4). Zwar können »Puffersysteme« wie zum Beispiel Lunge, Nieren oder auch Schweiß Schwankungen bis zu einem gewissen Grad ausgleichen. Das Bindegewebe kann Säure speichern, und die Knochen können bei Bedarf Basen zur Verfügung stellen. Entgleist der Säure-Basen-Haushalt jedoch langfristig, kann es zu Stoffwechselstörungen und in deren Folge zu verschiedenen Krankheiten kommen.

Wie es um den Säure-Basen-Haushalt bestellt ist, lässt sich ganz einfach mit einem entsprechenden Urinteststreifen aus der Apotheke messen. Hält man das Indikatorpapier in den Urinstrahl, verfärbt es sich, und man kann an einer Skala ganz einfach den persönlichen pH-Wert ablesen. Ein pH-Wert von 7 ist neutral; das heißt, es sind gleich viele saure und basische Teilchen vorhanden, die sich in ihrer Wirkung ausgleichen. Ein pH-Wert von 1 bis 7 kennzeichnet ein saures Milieu, einer zwischen 7 und 14 ein basisches.

Milch, ein überschätztes Lebensmittel

Beim Thema Milch prallen nicht selten zwei Welten aufeinander, und das nicht nur, weil Milch ebenfalls reichlich gesättigte Fettsäuren enthält. Die einen halten sie für ein überaus gesundes Grundnahrungsmittel, das vor allem für die Kalziumversorgung unverzichtbar ist. Die anderen kritisieren, dass nur Säuglinge Milch trinken sollen und auch sie keine Kuh-, sondern Muttermilch brauchen.

Tatsächlich vertragen in vielen Teilen der Erde Menschen im Erwachsenenalter keine Milch, vor allem in Asien und Afrika. Auch in Deutschland sind etwa 15 Prozent der Erwachsenen von einer Unverträglichkeit betroffen. Ihnen fehlt das Enzym Laktase, das den Milchzucker Laktose im Dünndarm spaltet und für den Körper verwertbar macht. Stattdessen wird die unverdaute Laktose erst in den unteren Darmabschnitten von Bakterien abgebaut, was wiederum unangenehme Magen-Darm-Beschwerden verursacht.

Im Gegensatz zur Laktoseunverträglichkeit reagiert das körpereigene Abwehrsystem bei einer echten Kuhmilchallergie auf die Eiweiße in der Milch wie auf andere allergieauslösende Stoffe – mit Krämpfen im Magen-Darm-Bereich, Durchfall und Erbrechen bis hin zu allergischen Reaktionen in den Atemwegen (zum Beispiel Husten, Asthma, Bronchitis) oder an der Haut (etwa Neurodermitis, Ekzeme, Nesselsucht). Auch psychische Probleme wie Müdigkeit oder innere Unruhe können Folge einer Milcheiweißallergie sein. Im schlimmsten, zum Glück seltenen Fall kann es nach dem Genuss von Milch sogar zu einem lebensbedrohlichen anaphylaktischen Schock kommen. Die meisten Kuhmilchallergiker sind Kinder, und bei bis zu 90 Prozent von ihnen verliert sich die Allergie mit den Jahren. Bei einigen bleibt sie jedoch ein Leben lang bestehen.

Unabhängig von Unverträglichkeiten und Allergien ist Milch ohnehin leider schon lange kein reines Naturprodukt mehr. Sie wird wärmebehandelt und homogenisiert, kann Rückstände von Antibiotika, Wachstumshormonen, Medikamenten Desinfektionsmitteln, Pestiziden, Schwermetallen und Pilzgiften enthalten. Angesichts der Tatsache, dass sich der Kalziumbedarf auch gut mit Hilfe anderer Lebensmittel decken lässt, gibt es also genug Gründe, auf den »Genuss« zu verzichten.

Fisch – weniger gesund als sein Ruf

Als gesunde Alternative zu Fleisch raten Ernährungswissenschaftler seit Jahren, ein- bis zweimal die Woche Fisch auf den Tisch zu bringen. Und tatsächlich enthält Fisch reichlich wertvolles Eiweiß und je nach Sorte sehr viel lebenswichtige

Omega-3-Fettsäuren. Beides wäre durchaus gut und wichtig für den Organismus.

Genauso hoch ist aber auch das gesundheitliche Risiko beim Fischkonsum: Immer öfter ermitteln Labore in Fisch krebserregende Dioxine und polychlorierte Biphenyle (PCB). In über 84 Prozent von weltweit gesammelten Fischproben fanden Wissenschaftler außerdem Quecksilberrückstände, die deutlich über dem tolerierbaren Wert lagen. Das Schwermetall gilt als eines der stärksten Nervengifte, das sich, einmal im Körper, schnell in allen Organen anlagert, wo es chronische Kopfschmerzen, Konzentrationsschwäche, Depression, Müdigkeit, Sehstörungen, Hautprobleme, Nervosität, Schlaflosigkeit, Schwäche und Infektanfälligkeit auslösen kann. Seit einigen Jahren wird Quecksilber zudem mit der Entstehung von Autoimmunerkrankungen sowie neurologischen Krankheitsbildern wie Alzheimer, Parkinson, Epilepsie, Autismus und multipler Sklerose (MS) in Verbindung gebracht.

Eine andere Gefahr für die Gesundheit geht von Parasiten in rohem und unzureichend gegartem Fisch aus. So können zum Beispiel die Larven des Fadenwurms den Magen-Darm-Trakt, aber auch andere Organe infizieren. Akute Beschwerden machen sich rasch in Brechreiz, heftigen Bauchschmerzen und Durchfall bemerkbar. Die Infektion kann aber auch chronische Unterbauchbeschwerden verursachen, die zwar weniger stark sind, sich dafür aber bis zu zwei Jahre bemerkbar machen.

Alles, was der Körper braucht

Es wird immer einfacher, sich fleischlos zu ernähren und auch auf andere Lebensmittel tierischen Ursprungs zu verzichten. Allein 2012 stieg der Umsatz mit veganen Produkten um 19 Prozent, mittlerweile gibt es sogar schon Supermärkte, die nur vegane Produkte anbieten. Durch das größere Angebot wird es natürlich auch immer leichter, dem Körper all die Nähr- und Vitalstoffe zuzuführen, die er braucht. Wer sich ausgewogen ernährt, kann also nichts falsch machen – das gilt im »normalen Essalltag« genauso wie beim Abnehmen.

Energie durch Nahrung

Unser Körper verbraucht in jeder Sekunde Energie, ob wir nun gerade Sport treiben oder arbeiten, fernsehen oder schlafen. Und diese Energie müssen wir ihm mit der Nahrung zuführen – in Form von Kohlenhydraten, Eiweiß oder Fett.

Kohlenhydrate sind dabei die Sprinter unter den Nährstoffen. Sie liefern pro 100 Gramm zwar nur rund 4 Kilokalorien (ca. 17 Kilojoule), dafür werden diese besonders schnell über die Darmschleimhaut ins Blut aufgenommen und stehen so schnell zur Verfügung, wenn eine Energieflaute herrscht.

Wie gesagt kann ein Überangebot an Kohlenhydraten aber durchaus auch negative Folgen haben, wobei vor allem der Konsum von Zucker und stärkehaltigen Weißmehlprodukten kritisch ist, weil sie den Blutzuckerspiegel rasch in die Höhe schießen lassen. Vollkorngetreide und Produkte daraus müssen erst aufgeschlüsselt werden und geben so den in ihnen enthaltenen Zucker nur langsam und gleichmäßig ins Blut ab. Dadurch bleibt der Blutzuckerspiegel auf einem harmonischen Niveau, was nicht nur gesünder ist, sondern gleichzeitig auch Heißhungerattacken vorbeugt.

Eiweiß (Protein), der wichtigste Baustoff unseres Körpers, hat pro Gramm ebenfalls nur etwa 4 Kilokalorien (ca. 17 Kilojoule). Es macht zudem lange satt, weil es langsamer verdaut wird. Ein weiteres Plus: Beim Ab- und Umbau des Nahrungseiweißes in körpereigene Proteine werden pro 100 Gramm 24 Kilokalorien (etwa 100 Kilojoule) verbraucht. Und der Körper kann überschüssiges Eiweiß nicht als Fett speichern, sondern verbraucht es für seinen Wärmehaushalt.

Um den Körper mit Eiweiß zu versorgen, braucht man kein Fleisch, keine Milch und keine Eier. Denn auch Getreide, Sojaprodukte, Nüsse und Samen sowie Hülsenfrüchte sind hervorragende Proteinlieferanten. Die Bioverfügbarkeit pflanzlichen Eiweißes mag vielleicht etwas niedriger sein als die des tierischen. Aber das wird locker wieder ausgeglichen durch die Tatsache, dass »Veggie-Proteine« kaum Fett und gar kein Cholesterin enthalten.

Fett ist der energiereichste der drei Nährstoffe. 1 Gramm liefert über das Doppelte an Kalorien wie Kohlenhydrate oder Eiweiß: etwa 9 Kilokalorien (ca. 38 Kilojoule). Fett ist unter anderem Baustoff für die Zellen und Ausgangsstoff vieler Hormone und Botenstoffe. Es sichert die Aufnahme bestimmter Vitamine, und der Körper kann es für schlechte Zeiten in seinen Depots speichern. Als Körperfett erfüllt es eine wichtige Funktion beim Wärmeschutz und als Polster für die inneren Organe. Nicht zuletzt ist es ein bedeutender Geschmacksträger.

Aber Fett ist nicht gleich Fett. Wie bei den Kohlenhydraten unterscheidet man gesunde und weniger gesunde Fette. Die ungesunden mit ihren einfach gesättigten Fettsäuren stecken vor allem in tierischen Produkten. Auch Fertiglebensmittel, die neben einfach gesättigten Fettsäuren häufig ungesunde sogenannte Transfettsäuren enthalten, welche bei der industriellen Verarbeitung entstehen, sind schlechte Fettlieferanten. Pflanzenöle dagegen enthalten wertvolle einfach und mehrfach ungesättigte Fettsäuren, die den Körper mit gesunder Energie versorgen.

Vitamine

Im Gegensatz zu Kohlenhydraten, Eiweiß und Fett, den sogenannten Makronährstoffen, liefern Vitamine, die ebenso wie Mineralstoffe und Spurenelemente als »Mikronährstoffe« bezeichnet werden, keine Energie. Weil sie an allen wichtigen

Stoffwechselprozessen, am Zellaufbau und an Reparaturarbeiten des Körpers maßgeblich beteiligt sind, sind sie aber nicht minder wichtig. Unser Organismus kann sie jedoch mit Ausnahme von Vitamin D, das unter dem Einfluss von Sonnenlicht auf die Haut gebildet wird, nicht selbst herstellen. Daher muss er sie regelmäßig über die Nahrung erhalten. Dies ist umso wichtiger, da der Körper einen möglichen Mangel nicht wie bei Hunger oder Durst rechtzeitig anzeigt. Zwar kann ein Defizit über einen gewissen Zeitraum überbrückt werden. Doch die Speicher reichen mitunter nur wenige Tage, wie zum Beispiel beim Vitamin B_1 (Thiamin). Lässt der Nachschub auf sich warten, werden wir krank.

Eine Hauptaufgabe der Vitamine ist der Kampf gegen freie Radikale. Diese aggressiven, reaktionsfreudigen Sauerstoffmoleküle, die während des Stoffwechsels im Körper entstehen (besonders stark unter Stress, UV-Strahlung, Nikotin- und Umweltbelastung), greifen Zellen und wichtige Moleküle an und zerstören sie. Sie beeinträchtigen den Stoffwechsel und gehen eine Verbindung mit den Fettsubstanzen in den Zellen ein. Diese oxidieren und werden »ranzig«. Radikale spielen somit bei der Entstehung zahlreicher Zivilisationskrankheiten eine wichtige Rolle, zum Beispiel bei Arteriosklerose, koronaren Herzkrankheiten, Krebs und neurodegenerativen Erkrankungen wie Alzheimer oder Parkinson. Vitamine, allen voran Vitamin A (Beta-Carotin), E und C, machen die Radikale unschädlich und schützen so die Zellen des Körpers. Sie wirken entzündungshemmend und halten die Zellalterung auf. Vitamin C leistet als Antioxidans zudem wichtige Aufgaben im Immunsystem.

Kein Vitaminpräparat der Welt kann dabei das Zusammenspiel in echten Lebensmitteln imitieren. Erst im natürlichen Arrangement mit Kohlenhydraten, Proteinen und Fetten, aber auch mit Mineralien und sekundären Pflanzenstoffen entfalten sie ihre optimale Wirkung. Die tägliche Nahrung sollte daher immer Vitaminlieferant Nummer eins sein. Wenn Sie sich vegan ernähren, gelingt Ihnen das besonders leicht. Denn Obst, Gemüse und Getreide sind besonders reich an diesen gesunden Vitalstoffen.

Man unterscheidet wasserlösliche und fettlösliche Vitamine. Zu den wasserlöslichen zählen neben dem Vitamin C auch alle B-Vitamine. Weil der Körper sie generell weniger lang speichern kann, sollten sie täglich in der Nahrung enthalten sein. Vor einer Überdosierung braucht man sich dabei nicht zu fürchten. Zu hohe Dosen scheidet der Körper mit dem Urin einfach wieder aus.

Die fettlöslichen Vitamine A, D, E und K kann der Körper nur in Verbindung mit Fett aufnehmen und verwerten. Eine fettfreie oder -arme Ernährung kann daher zu einem schweren Vitaminmangel führen. Ganz abgesehen davon, dass Fett allein auch gar nicht ungesund ist oder dick macht.

Die fettlöslichen Vitamine speichert der Organismus zum Teil sehr lange, sodass er einer zeitweilig möglichen Unterversorgung gut entgegenwirken kann. Aus demselben Grund kann aber eine unkontrollierte Zufuhr von fettlöslichen Vitaminen auch zu regelrechten Vergiftungserscheinungen führen, wie zum Beispiel beim Vitamin A. Allerdings ist eine solche Überdosierung mit natürlichen, pflanzlichen Lebensmitteln kaum möglich.

Mineralstoffe und Spurenelemente

Allein können Vitamine im Körper wenig ausrichten. Sie funktionieren fast immer im engen Zusammenspiel mit anderen Mikronährstoffen: den Mineralstoffen und Spurenelementen wie Kalzium, Eisen, Zink, Jod, Magnesium oder Selen. Diese finden sich in Muskeln, Bindegewebe, Nervenzellen und Blut, Zähnen und Knochen (kurzum in allen Teilen des Körpers) und erfüllen dort wichtige Aufgaben, etwa als Baustoffe und Impulsgeber für Enzyme und Hormone.

Der Körper kann Mineralstoffe und Spurenelemente kaum speichern, sie werden schnell wieder ausgeschieden. Daher ist regelmäßig Nachschub nötig. Wie bei den Vitaminen brauchen wir dabei meist nur sehr geringe Dosen. Fehlen diese, funktionieren die Abläufe im Körper allerdings nicht mehr wie gewohnt. Neben der Menge ist auch das Verhältnis zueinander, zu den Vitaminen und anderen Nährstoffen, wie zum Beispiel Eiweiß, wichtig, damit der Körper das Potenzial der Mineralstoffe und Spurenelemente optimal nutzen kann. Daher ist auch hier eine ausgewogene Ernährung der Einnahme von isolierten Mineralstoffpräparaten stets vorzuziehen.

Sekundäre Pflanzenstoffe

Diese Vitalstoffe zählen zu den am wenigsten erforschten. Rund 100 000 haben Wissenschaftler bisher entdeckt, zwischen 5 und 10 Prozent davon finden sich in pflanzlichen Nahrungsmitteln. Sekundäre Pflanzenstoffe, kurz SPS, schützen Gemüse, Obst, Hülsenfrüchte, Getreide, Nüsse, Pilze und Kräuter vor Fressfeinden, Viren, Bakterien und Pilzen, regeln das Wachstum oder geben ihnen ihre typische Farbe.

Zu den bekanntesten SPS zählen zum Beispiel die Flavonoide, natürliche Farbstoffe, die der Klasse der Polyphenole zugeordnet werden und sich in den Randschichten fast aller Obst- und Gemüsesorten, aber auch in Nüssen, Getreide und Kakao finden. Sie stärken im menschlichen Organismus etwa das Immunsystem, wirken antibakteriell, antiviral und entzündungshemmend, senken Cholesterinspiegel und Blutdruck, wirken stark antioxidativ und vermindern sogar das Krebsrisiko. Essen Sie daher Obst und Gemüse möglichst oft mit Schale!

Eine andere SPS-Klasse sind die Carotinoide wie Alpha- und Beta-Carotin, die Vorstufen des Vitamins A, oder Lykopin. Sie stecken als natürliche Farbstoffe in roten, gelben und orangefarbenen Gemüsesorten und Früchten, wie beispielsweise Tomaten, Paprika, Kürbis, Möhren, Pfirsichen, Aprikosen und Beeren, und schützen die Pflanzen vor UV-Strahlen und Infektionen. Beim Menschen wirken Carotinoide als Antioxidanzien und stärken das Immunsystem, was unter anderem die Entwicklung von Lungen- und Prostatatumoren hemmen kann. Wichtig: Unser Körper kann Carotinoide nur verwerten, wenn man ihm gleichzeitig etwas Fett zuführt.

Auch Sulfide, wie zum Beispiel Alliin, das für den typischen Geruch von Knoblauch, Bärlauch, Schnittlauch und Zwiebeln verantwortlich ist, zählen zu den SPS. Sulfide wirken antibiotisch, antiviral und antioxidativ und helfen somit gegen Infekte und Entzündungen, hemmen die Entstehung von Krebs und schützen die Gefäße – und dadurch ebenso vor koronaren Herzkrankheiten.

Auch Chlorophyll, jenes Farbpigment, das Pflanzen so schön grün macht, zählt zu den SPS. Für manche Menschen gilt es als einer der wirksamsten lebenspendenden Stoffe auf dem Erdball. Denn abgesehen davon, dass der Pflanzenfarbstoff statt Eisen Magnesium enthält, gleicht er unserem Blut bis aufs Haar. Einige Mediziner und Ernährungsfachleute beschwören uns daher, neben grünem (Blatt-)Gemüse möglichst viele (Wild-)Kräuter, Weizengras, Algen und sogar die Blätter verschiedener heimischer Laubbäume wie Buche, Linde oder Birke zu essen. Allerdings ist gerade bei Letzteren der Geschmack doch recht gewöhnungsbedürftig. Grüne Smoothies sind mit Sicherheit ein schmackhafterer Weg, seinen Körper mit dem gesunden Vitalstoff zu versorgen.

Anders als Vitamine und Mineralstoffe zählen sekundäre Pflanzenstoffe zwar (noch) nicht zu den lebenswichtigen Mikronährstoffen. Man weiß aber, dass sie einen großen Einfluss auf den Stoffwechsel haben und somit auch die Gesundheit fördern.

Ballaststoffe

Wie Vitamine, Mineralstoffe, Spurenelemente und SPS liefern auch Ballaststoffe keine Energie. Überflüssiger Ballast sind sie entgegen ihrer Bezeichnung deshalb aber noch lange nicht, im Gegenteil! Die überwiegend unverdaulichen Nahrungsbestandteile werden im Darm von Bakterien in kurzkettige Fettsäuren umgebaut, die wiederum der gesunden Darmflora als Nahrung dienen und die Zellen der Darmschleimhaut gesund erhalten. Studien haben ergeben, dass eine ballaststoffreiche Ernährung nicht nur Diabetes zu verhindern hilft. Einige Ballaststoffe beeinflussen sogar die Blutfettwerte positiv. Denn sie binden aus Cholesterin gebildete Gallensäuren, die dann mit dem Stuhl ausgeschieden werden.

Kleiner Nebeneffekt für alle, die gern ein paar Pfunde verlieren wollen: Je höher der Ballaststoffanteil ist, desto satter macht ein Lebensmittel. Denn die Ballaststoffe binden sich an Flüssigkeit, quellen auf und füllen den Magen. Weil sie so stark quellen, erhöhen sie auch später im Dickdarm das Stuhlvolumen und unterstützen so eine regelmäßige Verdauung. Die ist wichtig für einen gesunden Stoffwechsel und eine gute Figur.

30 Gramm Ballaststoffe am Tag sollte jeder von uns zu sich nehmen, lautet eine Empfehlung der Deutschen Gesellschaft für Ernährung. Wenn Sie sich vegan ernähren, müssen Sie sich

um eine ausreichende Zufuhr keine Sorgen machen. Denn Zellwände und Schalen von Gemüse, Obst und Getreide, Nüsse und Samen sind überreich an Ballaststoffen.

Was Veganern fehlen könnte

Fleisch, Fisch, Eier, Milch und Milchprodukte liefern im Prinzip nichts, was pflanzliche Nahrung nicht auch bieten könnte. Sie enthält fast alle Baustoffe, die der Körper braucht, um gesund und leistungsfähig zu bleiben. Aber eben nur fast.

Vitamin B_{12} (Cobalamin)

Ein ganz wichtiges Vitamin kommt so gut wie nicht in Pflanzen vor: Vitamin B_{12}, das eine wichtige Rolle bei der Zellteilung, der Blutbildung sowie im Nervensystem spielt. Ein dauerhafter Mangel an B_{12} erhöht zudem das Risiko für Herz-Kreislauf-Erkrankungen.

Zwar enthalten Knollen- und Wurzelgemüse sowie vergorene Lebensmittel wie Sauerkraut oder fermentierte Sojaprodukte Vitamin B_{12}, allerdings in so geringen Mengen, dass sie den Bedarf bei Weitem nicht decken können. Besser sind da schon mit Vitamin B_{12} angereicherte Lebensmittel, wie zum Beispiel manche Sojamilch oder Frühstückszerealien. Aber auch hier sind die Mengen oft nicht ausreichend. Daher empfiehlt sich auf jeden Fall die Zufuhr entsprechender Nahrungsergänzungsmittel, um den Tagesbedarf von 3 Mikrogramm sicherzustellen.

Kalzium

Lange Zeit galten Milch und Milchprodukte als einzige natürliche Kalziumlieferanten. Und noch immer ist ein nicht unerheblicher Teil der Gesellschaft davon überzeugt, dass eine vegane Ernährung den Bedarf an diesem Mineralstoff nicht sichern könnte. Dabei ist Kalzium unerlässlich für Zähne und Knochengewebe. Es ist an der Blutgerinnung beteiligt, aktiviert verschiedene Hormone und Enzyme und stabilisiert die Zellmembranen.

Tatsache ist jedoch, dass es genug pflanzliche Lebensmittel gibt, mit denen sich der empfohlene Tagesbedarf von 1000 Milligramm decken lässt. Besonders viel Kalzium enthalten zum Beispiel Haferflocken und Vollkornbrot, Grünkohl, Rucola und Petersile, Sesamsamen, Mandeln und Haselnüsse sowie Tofu. Zudem gibt es im Handel mit Kalzium angereicherte Soja-, Reis- und Haferdrinks. Und auch kalziumhaltiges Mineralwasser (mindestens 200 Milliliter pro Liter) kann helfen, den Bedarf zu decken.

Damit ist die Kalziumversorgung bei einer ausgewogenen veganen Ernährung mitunter sogar besser als normalerweise. Denn je mehr Proteine ein Lebensmittel enthält, wie es zum Beispiel bei Milch der Fall ist, desto weniger Kalzium kann der Körper verwerten und scheidet es ungenutzt wieder aus. Denselben Effekt hat übrigens auch Koffein.

Damit das Kalzium in die Knochen eingebaut werden kann, braucht der Körper noch einen anderen Vitalstoff: Vitamin D, dem insofern ein Sonderstatus unter den Vitaminen zukommt, weil es das einzige ist, das der Körper selbst herstellen kann. Vitamin D wird aus Cholesterin unter UV-Einstrahlung in der Haut gebildet. Damit der Körper genug Sonnenlicht tanken kann, sollte man sich daher jeden Tag mindestens 30 Minuten im Freien aufhalten, mit möglichst viel unbedeckter Haut und ohne UV-Schutz. Denn der verhindert, dass die für die Vitamin-D-Synthese zuständige UV-B-Strahlen die Haut erreichen.

Da in unseren Breiten im Winterhalbjahr zu wenig UV-B-Strahlen die Atmosphäre durchdringen können, ist es im Herbst und im Frühjahr sinnvoll, den Vitamin-D-Gehalt im Blut testen zu lassen. Auf diese Weise lässt sich überprüfen, ob der Körper im Sommer genug Vitamin D gespeichert hat bzw. ob alle Reserven verbraucht sind. Bei Bedarf sollte man dann, nach Rücksprache mit einem Arzt, ein entsprechendes Vitamin-D-Präparat einnehmen.

Eisen

Eisen bindet Sauerstoff an die roten Blutkörperchen und ist daher für die Versorgung jeder einzelnen Zelle mit diesem lebenswichtigen Elixier unersetzlich. Fehlt es an Eisen, fühlen wir uns müde und abgeschlagen, kommen schnell aus der Puste, haben oft Kopfweh, leiden an Schwindel und sogar an Herzrhythmusstörungen.

Eisen steckt bei Weitem nicht nur in rotem Fleisch. Der sagenhaft hohe Gehalt in Spinat mag sich zwar als nicht haltbar erwiesen haben. Dennoch lässt sich der Bedarf von 10 bis 15 Milligramm täglich durch Blattgemüse und Vollkorngetreide zur Genüge decken.

Der Körper nimmt Eisen aus pflanzlichen Quellen allerdings nicht ganz so gut auf wie tierisches Eisen. Die Resorption lässt sich aber durch Vitamin C steigern. Und das ist in vielen Gemüsesorten ebenfalls enthalten. Wenn Sie auf Nummer sicher gehen wollen, trinken Sie einfach ein wenig frisch gepressten Orangensaft zum Essen, geben etwas Zitronensaft in die Speisen oder kombinieren eisenreiches Gemüse mit Vitamin-C-

Haltigem, wie zum Beispiel Paprika. Kaffee und schwarzer Tee gelten dagegen als »Eisenräuber«, weshalb man sie erst im Abstand von zwei bis drei Stunden trinken sollte.

Jod

Die Schilddrüsenhormone Trijodthyronin (T3) und Thyroxin (T4) spielen eine enorme Rolle im Energiestoffwechsel und somit natürlich auch beim Abnehmen. Allerdings kann die Schilddrüse die beiden Hormone nur dann bilden, wenn ihr genügend Jod zur Verfügung steht. Um die ausreichende Versorgung mit diesem Spurenelement zu gewährleisten, das vor allem in Seefisch und Schalentieren vorkommt, sollten Sie in der veganen Küche immer jodiertes Speisesalz verwenden. Jodmangel ist aber kein Problem, das allein Veganer betreffen würde. Weite Teile Deutschlands gelten als Jodmangelgebiet, da das Spurenelement sich vor allem im Meer findet und fernab der Küste so gut wie gar nicht im Boden enthalten ist.

Die Veggie-Basics zum Abnehmen

Dass man auf Fleisch, Wurst, Fisch, Eier, Milch, Käse und andere Milchprodukte sowie Honig verzichtet, ist die absolute Grundlage der veganen Küche. Aber ob sich die Ernährungsumstellung tatsächlich auch auf die Figur niederschlägt, hängt davon ab, wie man kombiniert, was man essen darf. Man könnte schließlich auch von Pommes und Sojapudding vegan leben... Auf diese Lebensmittel kommt es an, wenn Sie genussvoll abnehmen möchten!

Gemüse

Gemüse ist die Basis der schlanken veganen Küche. Das mag für manchen zunächst vielleicht eintönig klingen. Und tatsächlich versprechen Tomaten, Möhren, Gurken, Zwiebeln, Paprika, Eisbergsalat, Blumenkohl, Lauch und Weißkohl – laut einer Statistik von 2010 die meistgekauften Gemüsesorten – nicht gerade aufregende Küchenabenteuer. Dabei hält die Natur so viel mehr Vielfalt bereit. Zu jeder Jahreszeit variiert das Angebot: von Algen und Artischocke bis Yams und Zucchini. Es gibt rote, gelbe, orangefarbene und grüne Sorten, alte und neue Züchtungen, milde und wilde Aromen… Fast alle sind durch die Bank weg arm an Kalorien. Kein Wunder also, dass das Abnehmen mit ihnen leichtfällt. Aufpassen müssen Sie eigentlich nur, wenn Sie abends auf Kohlenhydrate verzichten wollen. Dann sind nämlich Kartoffeln, Kürbis, Mais und gekochte (!) Möhren sowie andere Rübensorten tabu, weil sie den Blutzuckerspiegel zu sehr in die Höhe schießen lassen.

Gemüse ist außerdem extrem reich an Vitaminen, Mineralstoffen und sekundären Pflanzenstoffen, die der Körper tagtäglich braucht und die den Stoffwechsel erst so richtig auf Trab bringen – wieder ein Abnehm-Plus. Allerdings sind diese Vitalstoffe auch sehr empfindlich, weshalb sie sich durch zu viel Licht, Luft und Wärme schnell verflüchtigen. Lange Lagerzeiten sind somit wahre »Vitalstoffräuber«. Auch beim Waschen wird viel ausgespült. Lassen Sie Salat & Co. daher nicht lang im Wasserbad liegen, sondern brausen Sie ihn möglichst schnell und gründlich ab. Dasselbe gilt auch fürs Kochen. Wird Gemüse – wie noch vor wenigen Jahren gern praktiziert – in reichlich Wasser (aus-)gekocht, enthält das Wasser danach mehr Vitalstoffe als das Gemüse. Dünsten Sie dieses daher lieber in wenig Wasser oder Öl, garen Sie es im Backofen oder essen Sie es gleich roh. Und schütten Sie die Garflüssigkeit, wo immer es sich anbietet, nicht einfach weg, sondern verwenden Sie sie für Soßen.

Alles Bio?

Es ist nicht eindeutig nachgewiesen, dass Biolebensmittel generell mehr Vitalstoffe enthalten als Ware aus dem konventionellen Anbau. Auch überschreiten bei Weitem nicht alle herkömmlichen Lebensmittel hinsichtlich Rückständen aus Pestiziden und anderen Umweltgiften gesundheitlich bedenkliche Grenzwerte. Unbestritten ist aber, dass man mit jedem Griff zu Bioware einen Beitrag zum Umweltschutz leistet. Denn in der ökologischen Landwirtschaft wird nicht nur auf Kunstdünger sowie Unkraut- und Insektenvernichtungsmittel verzichtet. Traditionelle Fruchtfolge, der Anbau regional typischer Kulturpflanzen und extensive Grünlandwirtschaft sind auch wichtig für die Artenvielfalt.

Zugegeben, frisches Gemüse vom Wochenmarkt und Obst aus biologischem Anbau ist ein bisschen teurer als das Angebot beim Discounter. Aber Sie brauchen ja zum einen gar nicht so große Mengen (Stichwort: »Vitalstoffverflüchtigung«). Zum anderen sind die Preise deutlich niedriger, wenn Sie zu Ware greifen, die bei uns gerade Saison hat – also keine Kirschen im Frühling und keine Erdbeeren im Winter. Zudem ist die zweite »Basis« der veganen Küche, Getreideprodukte und Hülsenfrüchte, relativ preiswert. Und nicht zuletzt lässt sich viel Geld sparen, indem man einfach selbst den Kochlöffel schwingt, anstatt schnell ein Fertiggericht aus der Kühltruhe aufzuwärmen.

Apropos Tiefkühlkost: Man findet dort auch tiefgefrorenes Gemüse ohne jeden Schnickschnack. Es wird direkt nach der Ernte eingefroren und enthält daher oft noch mehr Vitamine als vergleichbare Frischware, die schon ein paar Tage im Regal vor sich hin schrumpelt. Selbst einfrieren lohnt sich daher auch, wenn Ihr Lieblingsgemüse gerade Saison hat und Sie etwas für später »aufheben« wollen. Und ganz nebenbei haben Sie schon wieder ein bisschen Geld gespart.

Und was ist mit Gemüse aus der Dose?

Hier noch kurz ein Wort zum Thema Konserven. Essen aus der Dose klingt ja immer schnell nach Fast Food, aber manches ist einfach genauso praktisch wie gut. Wer spontan kochen will, hat eben nicht immer die Zeit (oder nicht rechtzeitig daran gedacht), Bohnen, Linsen oder Kichererbsen einzuweichen. Eine kleine Konserve ist dann prima. Aber Achtung: Es sollten keine weiteren Zutaten enthalten sein wie Gewürze oder Fette. Am besten schauen Sie mal im Bioladen oder im türkischen Supermarkt um die Ecke. Damit es später nicht nach Dose schmeckt, können Sie die Hülsenfrüchte vor dem Weiterverarbeiten in einem Sieb gründlich unter kaltem Wasser abbrausen und dann gut abtropfen lassen.

Und noch ein Gemüse, das gut und gern aus der Dose kommen kann: Tomaten. Im Gegensatz zu mancher Treibhaus-Frischware genießen sie während des Wachstums reichlich Luft und Sonnenlicht, werden zum optimalen Reifezeitpunkt gepflückt und sofort verarbeitet. Besonders gut schmecken Tomaten aus Süditalien. Was heute frisch im Supermarkt eintrudelt, hat oft nur einen Bruchteil des Aromas dieser sonnengereiften Früchte. Konservierte Tomaten sind also eine absolut hochwertige Zutat!

Hülsenfrüchte

Linsen, Erbsen, Bohnen, und Kichererbsen sind die Eiweißlieferanten Nummer eins in der veganen Küche. Sie machen außerdem lange satt, weil sie viele Ballaststoffe und Kohlenhydrate enthalten. Das wiederum macht das Abnehmen leichter. Der hohe Anteil an Kohlenhydraten ist allerdings auch der Grund, warum Sie abends besser auf Hülsenfrüchte verzichten, wenn die Pfunde möglichst schnell schmelzen sollen.

Hülsenfrüchte müssen immer gekocht werden, weil sie Stoffe enthalten, die im rohen Zustand giftig sind und erst durch Erhitzen unschädlich gemacht werden. Vor dem Kochen werden sie in einem Sieb abgespült und ein paar Stunden in kaltem Wasser eingeweicht. Das Einweichwasser schüttet man anschließend weg, setzt die Hülsenfrüchte mit neuem Wasser auf und gart sie bei kleiner Flamme je nach Sorte (hier hilft ein Blick auf die Packungsangaben) eine halbe bis zwei Stunden. Erst dann sollte man sie salzen und würzen, weil sich die Garzeit sonst noch verlängern würde. Eine Ausnahme von der Regel machen rote und gelbe Linsen. Sie garen so schnell, dass sie nicht eingeweicht werden müssen. Dasselbe gilt für geschälte Erbsen.

Eine ganz besondere Rolle kommt der Sojabohne zu. Sie wird zwar selten einfach so verzehrt. (Dazu werden die Schoten wie grüne Bohnen oder auch nur die frisch gepulten Kerne in Salzwasser bissfest gegart.) Aber ohne Soja gäbe es weder Tofu noch Ersatz für Milchprodukte wie Sojadrink oder -joghurt.

Einige Menschen, besonders aus dem Mittelmeerraum, leiden an einer Bohnenunverträglichkeit (Favismus). Dies muss ärztlich abgeklärt werden.

Getreide und Getreideprodukte

Kohlenhydrate sind ein wichtiger Nährstoff und Energielieferant für unseren Körper. Es kommt aber auf die Qualität an, vor allem, wenn Sie abnehmen wollen. Weißmehl und alle daraus gefertigten Nahrungsmittel wie Weißbrot, Semmeln, Kuchen oder Kekse sind nahezu arm an Vitalstoffen. Ganze Getreidekörner, Vollkornmehl und Vollkornprodukte dagegen sind reich an Eiweiß, Vitaminen, Mineral- und Pflanzenstoffen. Denn die liegen in den Randschichten des Getreidekorns. Außerdem hält Vollkorn den Blutzuckerspiegel konstant, was länger satt macht und Heißhunger vermeidet. Das liegt nicht zuletzt auch an den reichlich enthaltenen Ballaststoffen. Sie kurbeln nicht nur die Verdauung an. Weil sie im Darm aufquellen und lange sättigen, beugen sie zudem Übergewicht vor. Und sie verringern sogar das Risiko für Herz-Kreislauf-Krankheiten, Diabetes und, wie es scheint, manche Krebsarten.

Bei uns landet Getreide am häufigsten in Form von Mehl in der Küche und auf dem Tisch. Daher ist schon viel getan, wenn Sie so oft wie möglich Alternativen zum klassischen 405er-Mehl wählen. Es bringt bereits etwas, statt Typ 405 Typ 550 oder Dinkelmehl Typ 630 zu verwenden, die ganz ähnliche Backeigenschaften haben. Denn je höher die Zahl auf der Packung, desto mehr Vitamine, Mineral- und Ballaststoffe sind noch enthalten. Weil das auch damit zusammenhängt, wie stark ein Getreide gemahlen wurde, fühlen sich Mehle mit niedriger Typenzahl feiner an als solche mit hoher, wie beispielsweise Roggenmehl Typ 1800, das übrigens wie alle Mehle mit sehr hoher Typenzahl weniger gute Backeigenschaften hat und daher mit mittleren und feinem Mehl gemischt wird.

Vollkornmehl, das – egal von welchem Getreide es stammt –

auch den Keimling des Korns enthält, ist besonders vitalstoffreich. Es hat keine Typenbezeichnung.

Neben den klassischen Getreide- und Mehlsorten lohnt es sich daher auch die alten wie Dinkel, Grünkern (junger Dinkel mit intensiverem Geschmack), Emmer und Kamut auszuprobieren. Und dann gibt es noch die glutenfreien Alternativen wie zum Beispiel Mais oder die Pseudogetreide Amaranth, Quinoa und Buchweizen, wobei man die letzteren zum Backen unbedingt mit Weizen- oder Dinkelmehl mischen muss, weil sie pur keine guten Backeigenschaften aufweisen. Dafür sind sie eine spannende Alternative zu Reis und Nudeln. Amaranth und Quinoa kann man zudem in etwas Fett wie Minipopcorn poppen lassen und dann über (Obst-)Salat und Müsli streuen. Auch Buchweizen können Sie in der Pfanne rösten (ohne Öl!) und ins Müsli oder den Salat mischen.

Apropos Nudeln: Gerade sie werden ja gern als Dickmacher beschimpft. Es kommt aber auch bei ihnen wie so oft auf die Menge an. Und wenn es dann noch Vollkornnudeln sind, deren Rezeptur in den letzten Jahren deutlich verbessert wurde, ist gegen Pasta absolut nichts einzuwenden. Aber wie gesagt: Auch gute Hartweizennudeln ab und zu sind völlig in Ordnung – zumal Kalorienbomben wie Carbonara oder Schinken-Sahne-Soße für Veganer ohnehin uninteressant sind.

Selbst die größten Pastafans könnten aber hin und wieder auf Reis ausweichen. Die kleinen Körner sind wahre Eiweiß-, Eisen-, Magnesium-, Zink-, B- und E-Vitamin-Bomben. Und sie sind reich an Kalium, das entwässernd wirkt, den Stoffwechsel anregt und beim Abnehmen hilft. Obendrein ist Reis auch noch glutenfrei!

(Brauner) Naturreis ist natürlich besonders ballaststoffreich. Er passt aber nicht für jedes Gericht. (Weißer) geschälter Reis, dem beim Polieren das Silberhäutchen entfernt wurde, liefert jedoch kaum Vitalstoffe, sondern fast nur noch Kohlenhydrate. Greifen Sie in diesem Fall am besten zu Parboiled-Reis, bei dem die Vitalstoffe aus Silberhaut und Keimling mithilfe von Wasserdampf ins Korn gepresst werden und zu 80 Prozent erhalten bleiben. Ab und zu ist aber, wie bei Nudeln auch, gegen ganz normalen weißen Reis nichts zu sagen. Denn damit schmeckt zum Beispiel ein Milchreis einfach am besten.

Abwechslung auf den Teller bringen auch hierzulande eher ungewöhnliche Beilagen wie Couscous und Bulgur (beide aus Weizen) oder Hirse (sehr eisenreich: 100 Gramm enthalten rund 7 Milligramm davon).

Tofu und anderes »Veggiefleisch«

Soja ist der Eiweißlieferant schlechthin und damit auch ein vollwertiger Ersatz für Fleisch jeder Art. Vor allem wer abends richtig hungrig ist und trotzdem auf Kohlenhydrate verzichten möchte, kommt um Soja bzw. Sojaprodukte schwer herum. Ob es unbedingt Sojawürstchen, -gyros oder -geschnetzeltes für Gulasch sein muss, sei dahingestellt. Man kann nämlich statt des »klassischen« Fleischersatzes aus der Nahrungsmittelindustrie auch sehr gut mit Naturtofu kochen. Er wird ähnlich wie bei der Käseherstellung aus geronnener »Sojamilch« gewonnen und ist im Gegensatz zu Fleisch cholesterinfrei, leicht verdaulich sowie reich an B-Vitaminen und Mineralstoffen. Tofu ist außerdem glutenfrei.

Was manchen trotz dieser Vorteile vielleicht beim ersten Mal abschreckt, ist die Tatsache, dass Naturtofu wirklich nahezu geschmacksfrei ist. Die Zauberworte heißen daher: kräftig würzen! Und das bedeutet nicht nur, den Tofu nach dem

Braten mit Salz und Pfeffer zu bestreuen, sondern richtig in die Vollen zu gehen.

Von der klassischen Sojasoße (mit oder ohne frisch dazu geschnippelten Chiliringen) bis zur »Panade« aus Koriander, Kreuzkümmel und weißem Pfeffer ist so ziemlich alles möglich. Zusätzliches Figur-Plus: Scharfe Gewürze kurbeln den Stoffwechsel an. Am besten schmeckt Tofu in asiatischen Gerichten, weil hier von Haus aus stark gewürzt wird. Aber es soll auch Leute geben, die Tofu schon zum Frühstück essen, zum Beispiel mit Orangensaft und Ahornsirup.

Ein bisschen mehr Aroma hat der festere Räuchertofu, doch auch hier sollte zusätzlich gewürzt werden. Seidentofu ist besonders weich und wird für Suppen, Soßen und Süßspeisen verwendet. Er lässt sich gut pürieren (zum Beispiel mit Bananen), ist aber mehr noch als »normaler« Tofu Geschmackssache.

Während Tofu aus geronnener Sojamilch hergestellt wird, besteht Tempeh aus fermentierten ganzen Sojabohnen, was ihn besonders leicht verdaulich macht. Direkt aus der Packung kann er allerdings leicht bitter schmecken, was sich legt, wenn man ihn vor dem Verzehr 5 bis 10 Minuten in einem Sieb über kochendem Wasser dämpft. Ansonsten lässt sich Tempeh ebenso vielfältig würzen und zubereiten wie Tofu.

Wie umweltfreundlich ist Soja?

Wer sich vegan ernährt, muss sich mit nahezu hundertprozentiger Wahrscheinlichkeit irgendwann einmal die Frage stellen lassen, worin denn sein Beitrag zum Umweltschutz läge. Schließlich fielen dem Anbau von Soja nicht nur quadratkilometerweise Regenwald zum Opfer, die Bohnen müssten auch viele tausend Kilometer zu uns nach Europa transportiert werden. Und gentechnisch manipuliert könnten sie auch noch sein.

Dabei werden die meisten Sojaprodukte gar nicht aus Bohnen gewonnen, die auf den ebenso unendlichen wie ökologisch bedenklichen Sojaplantagen irgendwo in der Welt wachsen. Sie stammen vielmehr meist aus nachhaltig bewirtschafteten Anbaugebieten in Europa. Sogar in manchen Teilen Deutschlands setzen Bauern auf die Sojabohne, auch wenn nur wenige milde Standorte am Rhein, Neckar oder Bodensee die Voraussetzungen für den Anbau erfüllen. Kaufen Sie trotzdem immer Bioqualität. Dann können Sie sicher sein, dass kein Gensoja verwendet wurde.

Seitan

Eine andere pflanzliche Eiweißquelle ist Seitan, der aus dem Klebereiweiß von Weizen (Gluten) hergestellt wird. Auch er ist gut als Fleischersatz geeignet, nicht zuletzt weil er bei entsprechender Zubereitung in der Konsistenz Fleisch stark ähnelt. Genauso wie Tofu muss allerdings auch Seitan kräftig gewürzt werden, da er so gut wie keinen Eigengeschmack bietet.

Wer ein bisschen Zeit hat, kann Seitan sogar selbst herstellen. Im Internet finden sich dazu zahlreiche Rezepte. Ob man jedoch tatsächlich so große Mengen benötigt, dass sich der Aufwand lohnt und der Kosten-Nutzen-Faktor stimmt, ist fraglich. Und Achtung: Bei Glutenunverträglichkeit ist Seitan absolut ungeeignet. Wer abends ein Gericht mit Seitan essen möchte, sollte ein Produkt mit möglichst geringem Kohlenhydratanteil wählen. Es gibt mittlerweile Produkte, deren Anteil an Kohlenhydraten pro 100 Gramm bei 2 Gramm und weniger liegen. Vergleichen lohnt sich!

Obst

Frisches Obst ist neben Gemüse die wohl wichtigste Quelle für Vitamine, Mineralstoffe und sekundäre Pflanzenstoffe. Einfach so oder klein geschnippelt im Müsli oder Salat ist es daher ein wichtiger Beitrag zur ausgewogenen gesunden Ernährung. Um schnell abzunehmen, sollten Sie wegen des Kohlenhydratanteils abends jedoch besser auf frische Früchte verzichten. Denn auch wenn es sich beim Großteil der enthaltenen Zucker um Fruchtzucker (Fruktose) handelt, der im Gegensatz zu »normalem« Zucker und Stärke in der Regel nur geringe Auswirkungen auf den Insulinspiegel hat, steckt eben auch eine Portion Glukose im Obst. Aus demselben Grund ist Obst auch kein idealer Snack für zwischendurch. In besonderem Maß gilt dies zum Beispiel für Bananen, Kirschen, Aprikosen, Pflaumen und Honigmelone, aber auch für Feigen und Datteln.

Trockenfrüchte enthalten durch den Wasserentzug die Vitalstoffe in geballter Form und sind zudem wahre Ballaststoffhämmer. Leider ist aber auch der Zuckeranteil deutlich höher als in frischen Früchten – bis zu 70 Gramm Zucker pro 100 Gramm. Und das schlägt sich auf den Kaloriengehalt nieder. Daher sollte man sie besser sparsam genießen.

Greifen Sie, wann immer möglich, zu ungeschwefeltem Trockenobst, da Schwefel ein wahrer Vitamin-B_1-Räuber ist. Bei empfindlichen Menschen kann es zudem Kopfweh, Übelkeit, andere Magen-Darm-Beschwerden und Asthma verursachen.

Fette

»Fett macht fett!« Dieser Spruch hat schon lange seine Gültigkeit verloren. Im Gegenteil: Fett ist ein lebenswichtiger Energieträger, ohne den der Körper viele Vitamine nicht verwerten kann. Hochwertige Pflanzenöle sind daher ein wichtiger Bestandteil der veganen Küche. Weiteres Plus: Pflanzenöl ist von Natur aus cholesterinfrei und daher gut fürs Herz. Trotzdem sind auch Pflanzenöle reine Fette und damit kalorienreich. Wer abnehmen will, sollte nicht mehr als 1 Esslöffel pro Mahlzeit verwenden. Denn dazu kommen ja noch die Fette aus Nüssen, Samen, Milchersatz, Obst und Gemüse (auch wenn Letztere bei der Berechnung nahezu vernachlässigt werden können). Die wertvollsten Öle sind:

- *Leinöl:* Manche empfinden den Geschmack dieses tiefgelben Öls als fischig, andere erinnert er eher an Eigelb. Tatsache ist, dass kein anderes Öl so viele Omega-3-Fettsäuren enthält (55 Gramm pro 100 Milliliter). Daher deckt bereits 1 Esslöffel täglich den Bedarf daran. Wegen des hohen Anteils an ungesättigten Fettsäuren wird Leinöl aber auch besonders schnell ranzig. Es wird daher meist in kleinen Flaschen verkauft, die, einmal angebrochen, kühl und dunkel gelagert und innerhalb von drei Monaten verbraucht werden sollten. Leinöl ist zudem ausschließlich für die kalte Küche geeignet, und seine positive Wirkung auf die Gesundheit wird noch verstärkt, wenn man es mit eiweißhaltigen Speisen kombiniert wie zum Beispiel bei einem Bohnensalat. Genauso lecker ist es, einfach ein Stück frisches Weißbrot in leicht gesalzenes Leinöl zu tunken. Das Brot ist zwar in Hinblick auf den Nährwert nicht ideal, schmeckt aber in dieser Kombination einfach phänomenal.

- *Rapsöl:* Das aus den Samen des Raps gewonnene Öl ist ebenfalls relativ reich an Omega-3-Fettsäuren, 2 Esslöffel decken den Tagesbedarf. Es eignet sich im Gegensatz zu Leinöl auch zum Braten und Backen und ist daher ein hervorragendes Basisöl.
- *Olivenöl:* Der hohe Anteil an einfach ungesättigten Fettsäuren hilft, das schlechte LDL-Cholesterin zu senken. Kaltgepresstes Olivenöl ist sowohl für die kalte als auch die warme Küche geeignet, sollte allerdings nicht zu stark erhitzt werden. Also: dünsten ja, frittieren eher nicht. Gute Qualität hat eine grasige Note, wobei sortenreine Olivenöle aromatischer sind als solche, bei denen verschiedene Oliven gemischt wurden. Bezeichnungen wie »Nativ extra«, »Extra vergine« (Italien) oder »Extra virgen« (Spanien) zeichnen die qualitativ hochwertigsten Öle aus. Sie dürfen maximal 0,8 Prozent Säure enthalten.
- *Kürbiskernöl:* äußerst aromatisches, sehr nussiges, röstiges Öl mit einem hohen Anteil an mehrfach ungesättigten Fettsäuren von über 50 Prozent. Kaltgepresst ist Kürbiskernöl tiefgrün und reich an Vitamin A, B_1, B_2, B_6, C, D und vor allem Vitamin E. Wie alle Nussöle darf es nicht erhitzt werden, weil es sehr hitzeempfindlich ist und seine wertvollen Inhaltsstoffe schnell verloren gehen.
- *Walnussöl:* Ganze 3 Kilogramm Nüsse sind für 1 Liter kaltgepresstes Walnussöl nötig. Es ist gelb bis grün, schmeckt intensiv nussig und ist reich an Omega-3-Fettsäuren. Wie andere Nussöle passt es gut zu fruchtigen Essigsorten wie zum Beispiel Himbeeressig.

Margarine, der »klassische Butterersatz«, enthält zwar nicht mehr unbedingt ungesunde Transfettsäuren, die entstehen können, wenn flüssige Pflanzenöle gehärtet werden. Trotzdem ist die Fettsäurenzusammensetzung auch bei neuen Herstellungsverfahren ernährungsphysiologisch nicht immer ideal. Zudem wird Margarine stets industriell gefertigt. Kurzum: Als Alternative ist sie zum Backen in Ordnung. Beim Kochen sind reine Naturprodukte besser.

Milchersatz

Die wohl bekannteste pflanzliche Alternative zu Milch wird aus Sojabohnen gewonnen. Und liegt keine entsprechende Allergie vor, ist Sojamilch – oder Sojadrink, wie es hierzulande offiziell heißen muss – auch tatsächlich ein guter Ersatz für Kuhmilch, und das bei null Prozent Cholesterin. Die leicht sämige Flüssigkeit ist zwar nicht ganz so weiß und schmeckt pur auch völlig anders. Kräftig aufgeschäumt, was sehr gut funktioniert, kommt sie aber zumindest im Kaffee oder Kakao dem Original recht nahe.

Wie alle Sojaprodukte ist Sojamilch reich an Eiweiß und liefert dazu noch viele gesunde Pflanzenstoffe. Manche Hersteller reichern sie zudem mit Kalzium an. Diese Variante schmeckt meist stark süßlich. Wer bisher Zucker in den Kaffee gerührt hat, kann damit gut darauf verzichten. Wer Milchkaffee lieber ungesüßt trinkt, ist mit »Naturdrinks« besser bedient. Allerdings kann auch hier der Geschmack von Hersteller zu Hersteller variieren. Man muss es einfach ausprobieren!

Wer in vorveganen Zeiten übrigens allergisch auf Milch reagierte, sollte vorsichtig sein. Sojamilch wird dann nicht immer vertragen. Rund ein Drittel bis die Hälfte der Betroffenen reagieren auch auf sie sensibel. Eine gute Alternative ist dann Reismilch, die jedoch weniger Mineralstoffe und Eiweiß als Sojamilch enthält.

Reis- und Haferdrinks

Reisdrink sieht Kuhmilch zwar ähnlicher und schmeckt pur vielen auch besser als »Sojamilch«. Allerdings enthalten klassische Reisdrinks weit weniger Fett und Eiweiß als Kuhmilch. Es gibt aber wie bei Sojadrinks Sorten, die mit Mineralstoffen angereichert werden, vor allem mit Kalzium.

Reisdrinks sind cholesterin-, laktose- und glutenfrei und ideal für die Zubereitung von Milchreis. Als Milchersatz im Kaffee schmeckt Reisdrink weniger gut.

Haferdrinks (mit oder ohne Kalzium) sind ebenfalls eine Alternative bei Sojaallergie. Sie sind vor allem zur Zubereitung von Müslis und anderen Frühstücksbreien gut geeignet, schmecken aber auch pur.

Sojajoghurt

Beim Joghurt sollte man möglichst auf die Naturvariante zurückgreifen. Denn Fruchtzubereitungen enthalten wie normale Fruchtjoghurts eine Menge anderer Zutaten, die man nicht unbedingt essen will.

Der leicht stumpfe Geschmack und das pelzige Mundgefühl, der viele vor Sojajoghurt abschreckt, lassen sich übrigens gut »übertünchen«, indem man etwas Zimt und/oder Ahornsirup in den Joghurt rührt bzw. ihn in der herzhaften Küche mit Zitronensaft, Knoblauch und Kräutern aromatisiert.

Kokosmilch

Kokosmilch ist ein guter Ersatz für Sahne, hat aber deutlich weniger Fett als diese und ist noch dazu cholesterinfrei. Zwar besteht sie zu über 90 Prozent aus gesättigten Fettsäuren, gesundheitlich bedenklich ist sie aber wegen des hohen Anteils an der leicht verdaulichen Laurinsäure trotzdem nicht. Denn die hat einen äußerst positiven Einfluss auf den »guten« HDL-(High-Density-Lipoprotein-)Cholesterinwert.

Weil sie so schön sämig ist, eignet sich Kokosmilch ideal zum Verfeinern von Suppen und Soßen. Sie schmeckt aber auch zu frischen Früchten und süßen Getreidebreien.

Auch Kokosmilch ist übrigens ein guter Beweis dafür, dass nicht alles, was aus der Dose kommt, automatisch schlecht sein muss. Greifen Sie aber zu Bioqualität. Dann stammen nicht nur die Nüsse aus ökologischen Mischkulturen, in denen auf den Einsatz von Chemikalien verzichtet wurde. Sie können auch sicher sein, dass das Produkt keine Zusatzstoffe zur Konservierung oder Verdickung enthält.

Kaufen Sie am besten kleine Dosen. Denn zum einen genügt schon eine geringe Menge fürs Aroma, zum anderen muss man beim Abnehmen leider immer auch die Kalorien im Auge behalten. Bleibt trotzdem etwas übrig, kann man den Rest in ein Schraubglas füllen, in dem er sich noch vier Tage gut hält, oder in geeigneten Kunststoffdosen einfrieren.

Ersatz für Sahne?

Der Handel bietet heute verschiedene pflanzliche Sahne-Ersatzprodukte an, die dem Original aber in puncto Geschmack nicht annähernd gleichkommen. Zudem lassen sich nicht alle steif schlagen.

Gut, Sahne zu Kuchen muss nicht sein. Aber wer beim Kochen bisher Sahne eingesetzt hat, fragt sich vielleicht schon, wie er Soßen und Suppen in Zukunft binden soll.

Die klassische Art: Man gibt eine rohe feingeriebene Kartoffel oder eine Handvoll Brotkrümel zu und lässt diese 2 bis

3 Minuten mitkochen. Auch Johannisbrotkernmehl dickt Soßen an. Weil es leicht klumpt, wird 1 Teelöffel davon vorher in etwas Wasser angerührt, diese Mischung anschließend durch ein kleines Teesieb in die heiße Soße gegeben und alles unter Rühren nochmals kräftig aufgekocht. Achtung bei Sojaallergie: Hier kann es zu einer Kreuzallergie kommen. Und natürlich darf man nicht vergessen, dass die »Andicker« zusätzliche Kalorien und vor allem Kohlenhydrate liefern.

In Müsli oder warmen Getreidebreien kann 1 Teelöffel weißes Mandelmus die Sahne ersetzen. Es schmeckt schön cremig, hat null Cholesterin und liefert gleich noch eine Extraportion Kalzium.

Nüsse und Ölsaaten

Dass Nüsse »dick machen«, galt lange als unumstößliche Ernährungsregel. Wahrscheinlich spielen sie deshalb bis heute in der Küche kaum eine Rolle, Weihnachten einmal ausgenommen. Schade, denn in Nüssen stecken nicht nur jede Menge gesunde Stoffe – von Vitamin B und E über lebenswichtige Mineralstoffe wie Kalzium bis zu den sekundären Pflanzenstoffen, die neben dem Cholesterinspiegel im Blut sogar das Risiko für bestimmte Krebsarten senken können –, auch das günstige Fettsäurenprofil wirkt sich positiv auf die Gesundheit des Herz-Kreislauf-Systems aus. Das Beste aber ist, dass Nüsse beim Schlankwerden helfen können. Sie machen lange satt und beugen so Heißhunger vor. Außerdem beeinflussen sie den Insulinstoffwechsel nicht, weshalb sogar ein paar Nüsschen zwischendurch als kleiner Snack ab und an in Ordnung sind. Noch besser ist, wenn Sie Nüsse nicht zusätzlich zu Ihren Hauptgerichten essen, sondern als deren Bestandteil. Wie beim

Öl hilft viel aber mal wieder nicht viel. Denn natürlich sind Nüsse wahre Kalorienbomben.

Auch Ölsaaten strotzen nicht nur vor ungesättigten Fettsäuren, sondern ebenso vor Vitalstoffen. Sesamsamen etwa sind besonders reich an Vitamin B_1 und B_2, Provitamin A, Niacin, Kalzium, Eisen, Mangan und Nickel sowie an cholesterinsenkendem Lezithin. Mohn enthält viele B-Vitamine, in Hanfsaat wiederum stecken alle essenziellen Aminosäuren. Sonnenblumenkerne sind reich an Kalium, Magnesium und Vitamin B_1, B_6 und E, Kürbiskerne an Zink und Vitamin E.

Nuss- und Samenpasten

Nüsse und Samen gibt es auch aus dem Glas – als Mus, das sich sehr vielseitig einsetzen lässt. Mit dem bekannten Nuss-Nougat-Aufstrich haben diese Muse nicht viel gemein. Denn in hochwertiger Bioqualität enthalten sie nichts als die reinen gemahlenen, gequetschten oder gewalzten Nüsse bzw. Samen. Sie geben süßen und salzigen Speisen eine besondere Note, binden Soßen, Dressings und Dips und eignen sich auch als Brotaufstrich, süß unter Konfitüre oder herzhaft unter gehacktem Schnittlauch oder Kresse.

Leinsamen

Damit das Abnehmen klappt, muss auch die Verdauung mitspielen. Normalerweise reguliert sie sich durch die vegane Ernährung von allein. Aber der eine oder andere braucht anfangs noch etwas Unterstützung. Alle Ölsaaten fördern die Verdauung. Leinsamen aber sind besonders reich an Ballaststoffen, die im Darm aufquellen, dadurch das Stuhlvolumen im Dickdarm vergrößern und die Verdauung anregen. Die enthaltenen Schleimstoffe »schmieren« zudem den Darminhalt. Damit die kleinen braunen Samen gut quellen, müssen Sie aber viel Flüssigkeit dazu einnehmen. Also Leinsamen nicht aufs Müsli streuen, sondern am besten morgens 1 Esslöffel voll mit 150 Milliliter Wasser »hinunterspülen«.

Leinsamen sind übrigens auch wertvolle Omega-3-Fettsäure-Lieferanten. Allerdings können die Fettsäuren nur dann über die Darmwand ins Blut gelangen, wenn die Samen geschrotet werden. Ansonsten passieren sie den Darm, ohne ihre wertvollen Inhaltstoffe freizugeben.

Süßmittel

Nicht wenige Abnehmversuche scheitern aus einem einzigen Grund: dem unkontrollierbaren Verlangen nach Süßem. Doch das muss nicht sein. Wenn Sie Ihre Ernährung nämlich auf frische Lebensmittel umstellen, pendelt sich der Blutzuckerspiegel bald auf einem gleichmäßigen Niveau ein, und der Heißhunger auf Süßes lässt von allein nach. Die Geschmacksknospen entdecken zudem ganz neue Reize, und man hat gar keine Lust mehr auf supersüße Sachen. Absolut gefeit ist man davor aber trotzdem nicht immer.

Statt den Appetit wie gewohnt mit einem Schokoriegel oder Gummibärchen zu stillen, die ja selten vegan sind, hilft in so einem Fall zum Beispiel ein Stück (Trocken-)Obst, ein Schälchen Müsli, ein gesüßter Sojajoghurt oder ein süßes Hauptgericht.

Vollrohrzucker ist im Gegensatz zu »normalem« Haushaltszucker nicht raffiniert, wodurch die Mineralstoffe, Vitamine und Aromen aus dem Zuckerrohr weitgehend erhalten bleiben. Der gräulich braune Zucker ist jedoch weniger süß als gewohnt und hat einen karamellartigen Geschmack.

Der goldgelbe, flüssige Agavendicksaft ist sehr süß und ein guter Ersatz für Honig, dem er auch optisch stark ähnelt. Er lässt sich aufgrund seiner Konsistenz gut untermischen. In einem Balsamico-Dressing und anderen dunklen Soßen passt auch der zähflüssigere Apfel- oder Birnendicksaft.

Ahornsirup, der eingedickte Saft des Ahornbaums, enthält viele Mineralstoffe, schmeckt ebenfalls karamellig und leicht nussig. Nach dem Öffnen bewahrt man ihn am besten im Kühlschrank auf. Die Grade A bis D bezeichnen übrigens die Qualität: Je heller und lichtdurchlässiger der Sirup, desto feiner, aber auch teurer ist er.

Die genannten Zucker- und Honigalternativen liefern zwar weniger »leere« Kalorien. Kohlenhydratreich sind sie trotzdem und daher für abends nur bedingt geeignet. Außerdem nicht vergessen: Alle Süßmittel sind kariogen und damit schlecht für die Zähne. Also sollte man das anschließende Zähneputzen nicht vergessen!

Frisch vom Beet auf den Teller

Ist es Zufall oder steigt mit dem Bewusstsein für gesunde Ernährung auch der Wunsch, mit eigenen Händen zu säen und zu ernten, was auf den Tisch kommt? Selbst in Megacitys wie New York, San Francisco und Chicago entstehen auf Industriebauten riesige Dachfarmen, und unzählige freiwillige Helfer verbringen ihre Freizeit damit, unentgeltlich mit anzupacken.

Nicht nur im Fast-Food-Mekka Amerika ist frisches Gemüse »von um die Ecke« gefragt wie nie. Auch hierzulande träumen immer mehr Menschen davon, mit beiden Händen in der Erde zu buddeln und das Gemüse, das sie liebevoll in der Küche zubereiten, auch selbst anzubauen.

Land erobert Stadt

Ein Häuschen im Grünen, am besten auch noch mit viel Platz für selbstgezogenes Gemüse und Äpfel frisch vom Baum? Das bleibt für viele wahrscheinlich ein Traum. Aber vermutlich warten gerade deshalb in den deutschen Großstädten Tausende, meist junge Familien auf eine der begehrten Parzellen der örtlichen Kleingartenvereine. Was einst als piefig galt, ist heute zeitgemäß. Dass ein Drittel der Schreberfläche dem Obst- und Gemüseanbau vorbehalten sein muss, ist plötzlich kein Manko mehr, sondern passt zur idyllischen Vorstellung vom Selbstversorgergarten.

Immer öfter können sich Genussmenschen mit grünem Daumen auch beim kollektiven Gärtnern auslassen. Die wohl bekannteste »Stadtgärtnerei« findet sich im Berliner Prinzessinnengarten. Mitten in der Hauptstadt gedeiht am Moritzplatz in Kreuzberg eine Vielfalt an Gemüse und Kräutern in mobilen Beeten. Statt bracher Fläche vereinen sich hier seit 2009 urbane Landwirtschaft, ökologische Vielfalt und der Wunsch nach verantwortungsvoller, nachhaltiger Nutzung von Rohstoffen. Andere Städte ziehen nach oder bieten ihren Bürgern wie zum Beispiel München in »Krautgärten« die Möglichkeit, Grünzeug für den Eigenbedarf anzubauen. Beim gemeinsamen Gärtnern kann man sich gleich noch mit dem Nachbarn über die neuesten Rezepte austauschen, und so mancher Same fürs nächste Jahr wechselt über dem Kartoffelkraut den Besitzer.

Selbst wer sich im näheren Umkreis nicht im größeren Stil als Freizeitlandwirt betätigen kann, muss auf Gemüse und Kräuter aus eigener Ernte nicht verzichten. Denn Platz für ein mobiles Beet ist in der kleinsten Hütte.

Der Selbstversorgerbalkon

Auf Balkon und Terrasse können Sie ein beachtliches Gemüsegärtlein kultivieren. Der größte Feind zarten Grüns, Nacktschnecken, sind auf Balkon und Fensterbett nämlich naturgemäß eher selten anzutreffen. Zum Glück, denn die gefräßigen Tiere können über Nacht locker ein Salatbeet verputzen.

Sorgen, dass Sie sich beim Morgenkaffee wie in einem grünen, aber monotonen Maisfeld wiederfinden, brauchen Sie sich nicht zu machen. Wuchsform und Farbe der Pflanzen sind alles andere als eintönig. Und wer nicht völlig auf Blumen verzichten will, setzt einfach ein paar essbare Blüten dazwischen, wie zum Beispiel:

- *Kapuzinerkresse:* Diese Pflanze versöhnt jeden Blumenliebhaber mit der Vorstellung, den ohnehin schon begrenzten Raum für Gemüse »opfern« zu müssen. Ungefähr ab Juli bringt diese Pflanze nämlich bis in den Herbst unermüdlich gelbe oder leuchtend orangefarbene Blüten hervor. Sie schmecken pfeffrig scharf und sehen nicht nur in Salaten (auch Obstsalat) toll aus. Auch die Blätter sind essbar, ebenfalls als Salatzutat oder in Pesto und anderen grünen Kräutersoßen.
- *Lavendel:* Der Duft dieser Pflanze lässt einen Wochenendtrip in den Süden vor unserem inneren Auge ablaufen. Die frischen Blüten aromatisieren Drinks und Desserts oder wirken mit kochendem Wasser überbrüht als Tee beruhigend und machen müde.
- *Ringelblumen:* Die sonnengelben oder orangefarbenen Blumen sind Klassiker im Bauerngarten. Ihre Blütenblätter geben Salat Farbe und werden, in Doppelkorn angesetzt,

zur heilsamen Tinktur bei Verdauungsschwäche oder äußerlich angewendet bei Entzündungen der Haut. Einfach 100 Gramm frisch geerntete Blüten mit derselben Menge Alkohol in ein Eimachglas füllen und zwei Wochen ziehen lassen. Durch ein Sieb in eine dunkle Flasche abgefüllt, hält sich die Tinktur ein Jahr.
– *Rosen:* Werden sie nicht gespritzt, verfeinern ihre Blütenblätter Salate, Desserts, Konfitüren und Getränke. Tipp für die nächste Gartenparty: eine kleine rosafarbene Rosenblüte als Dekoration in jedes Glas Spritz.
– *Speisechrysanthemen:* Neben den meist gelben Blüten, die wie Margeriten aussehen, sind auch die fleischigen jungen Blätter essbar. Sie schmecken als Würzkraut roh im Salat oder gekocht in asiatischen Gemüsepfannen.

Kräuter und Balkontomaten wachsen auch in Standardtöpfen und -balkonkästen. Andere Arten brauchen etwas mehr Platz und Erde. Als Beetersatz eignen sich dann zum Beispiel ausrangierte Bäckerkisten, Styroporkisten oder Putzeimer aus Kunststoff, in deren Boden Sie mit dem Schraubenzieher mehrere ausreichend große Abflusslöcher stoßen. Allerdings sind sie zwar recht preiswert, sehen jedoch auch nicht besonders hübsch aus. Große Töpfe aus Terrakotta sind attraktiv, aber auch recht teuer. Günstiger und trotzdem optisch ansprechend sind Wein- oder Obstkisten, die man mit wasserdurchlässigem Vlies ausschlägt, damit die Erde nicht herausrieselt. Statt großer Töpfe können Sie auch bunte Blechkanister für Oliven und Olivenöl verwenden, in deren Boden Sie zuerst wieder viele Löcher stoßen müssen. Fragen Sie doch einfach beim türkischen Supermarkt um die Ecke, ob er solche leeren Kanister abgibt. Für Kräuter eignen sich sogar Konservendosen im üblichen Format. Im Handel gibt es außerdem sogenannte Beettaschen aus wetterfestem Polypropylen in unterschiedlichen Größen. Manche Modelle kann man sogar an die Wand hängen und so noch mehr Platz für gesundes Grün schaffen.

Ist die Frage der Pflanzgefäße geklärt, wird mit Erde befüllt. Die meisten Gemüse und Kräuter mögen humose, nährstoffreiche Erde. Setzen Sie auf Qualität. In guter Erde wächst auch ein billiges Pflänzchen schön, während selbst ein noch so teures in schlechter Erde vor sich hin kümmern wird. Gute Erde enthält bereits Basisdünger, sodass Sie die Saison über nicht mehr nachdüngen müssen. Oder Sie mischen ein bisschen Komposterde unter, die Sie zum Beispiel beim Biogärtner bekommen. Im nächsten Frühjahr füllen Sie Ihre Töpfe und Kästen dann einfach wieder mit neuer Erde.

City-Gemüse

Es gibt einige eher anspruchslose Gemüsearten, die auch mit relativ wenig Erde und bei unerfahrenen Gärtnern gut gedeihen. Eine Auswahl davon finden Sie auf den folgenden Seiten. Wenn Sie das Gärtnerfieber erst einmal gepackt hat, können Sie natürlich auch mit anderem Gemüse probieren. Oder Sie stöbern im Internet nach den Samen alter Sorten, die Sie selbst auf dem Bauernmarkt nur selten finden werden. Auch bei kleinem Ertrag sind sie ein Genuss.

Salat

Grüne und rote Schnitt- und Pflücksalate wie Lollo rosso oder bionda sind für den Balkongarten ideal. Wenn Sie beim Ernten den Herztrieb stehen lassen, wachsen immer wieder neue Blätter nach, sodass Sie lange etwas von ein und derselben

Pflanze haben. Man kann den Salat direkt in die Erde säen oder, wenn es schneller gehen soll, in der Gärtnerei oder auf dem Wochenmarkt kleine Pflänzchen kaufen. Damit sie sich entwickeln können, darf man sie nicht zu eng und nicht zu tief pflanzen. Etwa ein Drittel des Erdballens an den Pflänzchen darf herausschauen.

Die Blätter schmecken natürlich am besten ganz erntefrisch im Salat, aber auch als Zutat für einen grünen Smoothie (siehe das Kapitel »Rezepte fürs Frühstück – Hallo Tag!«).

Rucola wächst ebenfalls prima auf kleinem Raum. Weil Saatgut oft nicht angeht, empfiehlt es sich für den Einstieg, kleine Pflänzchen zu setzen. Sobald der Salat etwa 15 Zentimeter hoch gewachsen ist, können Sie laufend Blättchen ernten (vor der Blüte). Schneiden Sie dabei nicht zu tief, damit wieder etwas nachwächst.

Alle Salate mögen es gern sonnig und wollen regelmäßig, aber nicht zu viel gegossen werden.

Radieschen

Die scharfen Wurzeln sind sehr anspruchslos und gedeihen auch im Blumenkasten. Sie säen die Samen in etwa 1 Zentimeter Tiefe direkt in die Erde. Wenn sich die ersten Blättchen zeigen, zupfen Sie zu dicht stehende Pflänzchen aus, damit die anderen genug Platz zum Wachsen haben.

Besonders köstlich sind übrigens die länglichen weiß-roten Sorten. Ein Stück Brot mit Margarine oder Sesammus bestreichen, Radieschenscheiben darauf und einmal kräftig salzen… Das Grün nicht wegwerfen, sondern mit etwas Olivenöl, Salz, Pfeffer und Knoblauch im Mixer zu grüner Soße pürieren. Die schmeckt zum Beispiel zu Nudeln, im Kartoffelsalat oder einfach so auf geröstetem Vollkornbrot.

Zucchini

Diese Pflanze verspricht selbst bei Menschen mit zwei linken grünen Daumen reiche Ernte, vorausgesetzt, sie steht in einem ausreichend großen Gefäß (zum Beispiel einer Obstkiste), bekommt genug Sonne und wird jeden Tag schön gegossen – bitte nicht auf die Blätter, weil sich sonst schnell Pilze ansiedeln. Wer auf Nummer sicher gehen will, setzt ein oder zwei kleine Pflanzen. Das reicht in der Regel, um den Sommer über je nach Sorte genug gelbe oder grüne Früchte zu ernten. Damit die nicht zu faulen beginnen, lohnt es sich, im Tierfachhandel etwas Stroh zu besorgen und unter die Zucchini zu legen, damit sie den Boden nicht berühren. Zu groß sollten die Zucchini übrigens nicht sein, weil das Aroma ab etwa 20 Zentimeter Länge leidet. Jung und knackig schmecken sie roh im Salat, der Länge nach halbiert und mit etwas Knoblauch, Salz und Pfeffer in Olivenöl angebraten (auch kalt als Antipasti oder im Salat) oder in Gemüsegerichten.

Die gelben Blüten sind ebenfalls essbar. Sie lassen sich zum Beispiel mit einem feinen Kartoffel-Kräuter-Püree füllen und anschließend mit etwas Olivenöl beträufelt 10 bis 15 Minuten im 220 Grad heißen Ofen backen. Pflücken Sie aber nur männliche Blüten, die anstatt des Fruchtansatzes einen dünnen grünen Stängel haben, und auch davon nicht zu viele, damit die weiblichen Blüten noch befruchtet werden können. Sonst sieht es mit der Ernte mau aus.

Tomaten

Für den Anbau auf Balkon und Terrasse eignen sich am besten Busch- oder Cocktailtomaten, die selbst in herkömmlichen Balkonkästen wachsen und keiner speziellen Pflege bedürfen.

Allenfalls wenn sie sehr viele Früchte tragen, sollten ein paar Bambusstäbe als Stütze angebracht werden, damit die Triebe nicht knicken.

Andere Sorten stehen am besten in Kästen am Boden und müssen an entsprechend hohen Stäben aufgebunden werden. Sobald sich bei ihnen die ersten Früchte zeigen, wird der Haupttrieb gekappt, damit die Pflanze nicht mehr in die Höhe wächst, sondern ihre Kraft in die Fruchtbildung steckt. Aus demselben Grund werden auch alle Triebe in den Blattachseln regelmäßig ausgeknipst.

Ab Ende Mai können Tomatenpflänzchen ins Freie. Setzen Sie sie möglichst tief, je weiter der Wurzelstock in der Erde steht, desto mehr Seitentriebe werden gebildet. Wer selbst aussät – was sich vor allem bei ausgefallenen Sorten nicht umgehen lässt, weil man sie fast nur als Samen bekommt –, kann ab März auf der Fensterbank damit beginnen.

Paprika

Wieder eine Pflanze, die außer reichlich Sonne und Wasser nicht viel braucht. Einsteiger beginnen mit Pflänzchen aus der Gärtnerei, die ab Mitte Mai auf den Balkon wandern. Ambitionierte Kleingärtner können die Pflanzen aus Samen auf der Fensterbank vorziehen, nach etwa zwei Wochen in Töpfchen vereinzeln und später ins Freie setzen. Höhere Sorten müssen an Stäbe gebunden werden, damit die Triebe nicht knicken. Die Früchte können grün (unreif) geerntet werden oder an der Pflanze bleiben, bis sie ihre je nach Sorte typische Farbe haben.

Wer gern asiatisch kocht, sollte auch ein paar scharfe Gewürzpaprika (Chili) nicht vergessen. Hier lohnt es sich, im Internet zu stöbern und bei Gleichgesinnten Samen zu ergattern oder zu tauschen. Denn das »normale« Angebot ist relativ klein.

Gurken

Eine gute Gelegenheit, auch die Vertikale für den Gemüseanbau zu nutzen – denn Gurken ranken und brauchen daher ein Spalier oder Drahtgitter an der Wand. Der ideale Standort ist windgeschützt und sonnig, dann klimmen die Pflanzen, sobald sie Ende Mai in den Topf kommen, rasch gen Himmel.

Salatgurken sind bereits etwa zwei Wochen nach der Blüte erntereif. Wie Zucchini sollten sie nicht zu groß werden, weil sie sonst schnell fad schmecken.

Bohnen

Bohnen lassen sich leicht aus Samen ziehen, ab April auf der Fensterbank oder ab Ende Mai direkt im Freien.

Weil Bohnen am Spalier oder an langen Stangen in die Höhe klettern, eignen sie sich gut als Sichtschutz oder zum Begrünen von Wänden. Schon die Blüten sind ein optischer Genuss. Je nach Sorte können bereits ab Juni die ersten Hülsen geerntet und zum Beispiel zu Salat verarbeitet werden.

Auberginen

In geschützten sonnigen Lagen können die kleinen Pflänzchen ab Ende Mai in die Erde. Wie bei Tomaten sollten Sie den Haupttrieb abknipsen, sobald sich die ersten Früchte entwickeln. Damit die Triebe nicht brechen, lohnt sich außerdem auch hier das Aufbinden.

Auberginen eignen sich für kalte und warme Sommergerichte, wie zum Beispiel Auberginen in Tomatensoße mit Minzjoghurt oder einfach in Scheiben geschnitten, in etwas Mehl gewendet und in Öl gebraten.

Mangold

Mangold wird ab April 2 bis 3 Zentimeter tief direkt ins Freie gesät und später vereinzelt, damit die Pflänzchen genug Licht, Luft und Nährstoffe bekommen. Geerntet wird, wenn die Blätter voll ausgebildet sind. Immer nur die äußeren Blätter abschneiden, dann bleibt der Rest im Topf frisch. Tipp: Wenn Sie eine der buntstieligen Mangoldsorten wählen, kommt gleichzeitig noch eine weitere Portion Farbe auf die Balkonfarm.

Pak Choi

Der Chinesische Senfkohl kann ab Mitte Juli 2 bis 3 Zentimeter tief direkt ins Freie gesät werden. Zu eng stehende Triebe muss man später herausziehen, damit die Pflanzen genug Platz haben. Sie sollten sie gut wässern, Staunässe jedoch vermeiden.

Das Aroma ist weniger »kohlig« als bei Chinakohl und erinnert an Mangold. Pak Choi schmeckt kurz gebraten als Wokgemüse, aber auch roh als Salat.

Kartoffeln

Über den Winter werden Sie mit der Kartoffelernte vom Balkon nicht kommen, aber für ein paar Portionen Kartoffelsalat oder Ofenkartoffeln reicht es sicher. Alles, was Sie dazu brauchen, ist eine Kartoffel, die Sie ein paar Tage auf dem Fensterbrett keimen lassen, und einen großen Sack. Ideal sind zum Beispiel Reissäcke aus Kunststoffgeflecht, wie man sie in manchen Asialäden findet. Notfalls tut es auch ein Müllsack.

Schlagen Sie den Rand des Sacks um und geben Sie etwa 20 Zentimeter Erde hinein. Dann können Sie die Kartoffel mit dem Keim nach oben hineinlegen, abermals etwas Erde einfüllen und leicht gießen. Jetzt heißt es erst einmal abwarten, bis das Pflänzchen an einem sonnigen Platz etwa 20 Zentimeter hoch gewachsen ist. (Zwischendurch müssen Sie es immer wieder mal gießen.) Dann krempeln Sie den Sack etwas höher und füllen neue Erde ein. Das Gleiche wiederholen Sie dann noch einmal, wenn die Pflanze erneut etwas größer geworden ist. Durch diesen Trick, der das klassische Anhäufeln imitiert, bilden sich mehr Kartoffeln. Geerntet wird etwa drei Monate nach dem Setzen, wenn das Kraut zu welken beginnt, bei Frühkartoffeln auch schon früher.

Topinambur

Was aussieht wie eine Sommerblume, ist ebenfalls ein Gemüse. Die knallgelben Blüten sind lediglich ein attraktiver »Nebeneffekt«. Denn der wahre Wert liegt unter der Erde.

Die Knollen des Topinamburs werden geerntet, wenn das Kraut im Herbst abstirbt. Sie werden unter fließendem Wasser gebürstet und dann auf unterschiedliche Weise weiterverarbeitet – von Rohkost und Salat über Suppe und Ofengemüse bis zu Dessert und Gebäck.

Topinambur ist auch eine ausgezeichnete Alternative zu Kartoffeln und lässt sich wie diese verarbeiten, zum Beispiel in der Pfanne gebraten oder als Püree. Großes Plus: Topinambur enthält keine Stärke, sondern Inulin, einen Ballaststoff, der den Zucker in der Wurzel bindet, sodass der Verzehr kaum Auswirkungen auf den Blutzuckerspiegel hat.

Um im Herbst ernten zu können, stecken Sie im zeitigen Frühjahr einfach ein paar Knollen mit mindestens zwei Knospen (zum Beispiel aus dem Bioladen) in die Erde. Am besten klappt auch hier der Anbau in Säcken – wie bei den Kartoffeln.

Kräuter gehen immer

Selbst wenn Sie tatsächlich nur eine sonnige Fensterbank haben, können Sie immer noch ein paar Kräuter hegen, die, bei Bedarf frisch geerntet, Ihren Speisen den letzten Pfiff geben. Bei etwas mehr Platz auf dem Balkon können Sie dann so richtig in die Vollen greifen, vor allem, wenn es dort schön sonnig ist.

Basilikum, Petersilie, Schnittlauch und auch Rosmarin wachsen bei uns im Töpfchen fast immer nur einjährig. Statt sie zu päppeln und zu pflegen, ist es meist einfacher, nach der Ernte ein neues Pflänzchen zu kaufen. Natürlich können Sie auch versuchen, sie selbst zu säen. Wenn aber die zweite oder dritte Saat nicht aufgeht – was leider bei vielen Kräutern der Fall ist –, sollten Sie einfach wieder zu einem fertigen Stöckchen greifen. Sofern Sie sich dabei für Bioware entscheiden, müssen Sie sich keine Sorgen darüber machen, ob bei der Anzucht Dünger und Pflanzenschutzmittel verwendet wurden, die Sie eigentlich nicht auf dem Teller haben möchten. Das gilt natürlich auch für andere Kräuter wie Thymian, Salbei oder Liebstöckel, bei denen es sich, sofern sie auf dem Balkon wachsen, auch lohnt, sie überwintern zu lassen.

Biopflanzen sind im Übrigen oft kräftiger als »normale« Ware, die schon früh und in Massen im Treibhaus vorgezogen werden und beim Kontakt mit kühlerer Frischluft schnell einmal schlappmachen. Der oftmals höhere Preis macht sich dadurch meist schnell wieder bezahlt.

Kresse

Eine Ausnahme bei der häufig unergiebigen Saat macht die Gartenkresse. Sie keimt eigentlich immer, es sei denn, Sie vergessen zu gießen. Bestimmt haben Sie die kleinen braunen Samen schon als Kind auf Wattepads, einer dicken Lage Toilettenpapier oder eines dieser extra dafür vorgesehenen (rein optisch unbestritten fragwürdigen) »Kressetiere« gesät, jeden Tag eifrig gegossen und sich darüber gefreut, dass schon nach wenigen Tagen kleine würzige Blättchen geerntet werden konnten. Damals landeten diese wahrscheinlich noch direkt auf einem Butterbrot oder einem hartgekochten Ei. Heute können Sie mit Kresse Salat verfeinern, Smoothies und salzigem Lassi einen würzigen Kick verleihen oder bei ausreichenden Mengen sogar ein Süppchen kochen.

Basilikum

Wo die Lage stimmt und Basilikum vor Kälte und anhaltender Nässe geschützt wird, aber viel Sonne hat, wuchert es schnell. Umso mehr, wenn Sie die Pflanze aus dem Töpfchen nehmen und die Triebe vor dem Einsetzen in den Balkonkasten oder einen größeren Topf vorsichtig ein wenig lockern und auseinanderziehen. Geerntet werden immer die Triebspitzen, damit die Pflanze schön weiterwächst. Am aromatischsten sind sie, bevor sich Blüten bilden. Auch diese können übrigens gegessen werden.

Wenn Sie gern asiatisch kochen, sollten Sie darüber hinaus ein Thaibasilikumstöckchen kaufen. Auch hier können laufend die Triebspitzen und Blüten geerntet werden.

Schnittlauch und Schnittknoblauch

Wenn Sie die Schnittlauchstiele etwa 2 Zentimeter über der Erde abschneiden, treibt die Pflanze unermüdlich neu aus. Nach der Blüte lässt die Wuchskraft nach, dafür sind die Blüten eine wahre Zierde im Salat. Vorsicht: Die lilafarbenen Kügelchen sehen zwar niedlich aus, haben aber ebenfalls ein deutliches Schnittlaucharoma. Als Deko im Dessert oder in Getränken sind sie daher ungeeignet.

Schnittknoblauch, die (auch geruchsfreundliche) Alternative zum klassischen Knofi, können Sie wie Schnittlauch das ganze Frühjahr und den Sommer über ernten. Neben den Blättern sind auch die Blüten essbar.

Petersilie

Hier wird nicht der ganze Stiel geerntet, sondern nur die Blättchen werden abgezupft.

Tipp: Krause Petersilie wird zwar gern als Garnitur eingesetzt und ist vielleicht daher öfter im Supermarkt erhältlich. Die glatte hat aber deutlich mehr Aroma. Es lohnt sich also ein bisschen zu suchen.

Koriander

Auch wenn dieses Kraut auf den ersten Blick ebenfalls aussieht wie kleinblättrige glatte Petersilie: Beim Schnuppern gibt es keinen Zweifel mehr, denn Koriander hat ein unverwechselbares Aroma. Manche Leute mögen es als unangenehm und seifig bezeichnen. Aber Tatsache ist, dass kein Gewürz besser in Asiasalate und Currys passt. Die Blätter können dazu den ganzen Sommer über geerntet werden.

Aus den zarten weißen Blüten bilden sich kugelförmige Samenkörner, die gemahlen ebenfalls für exotische Gerichte oder in Backwaren verwendet werden, dort auch gern als ganzes Korn. Um die Samen zu sammeln, empfiehlt es sich, vorsichtig ein Papiertütchen über den Stängel zu streifen und die Samen hineinzuschütteln. Anschließend sollte man sie an einem warmen Ort auf einem Tablett trocknen lassen und für den späteren Gebrauch in ein kleines Schraubglas füllen.

Thymian

Die Blättchen und jungen, noch nicht verholzten Triebspitzen des Thymians haben ein unvergleichlich mediterranes Aroma und würzen zum Beispiel Tomatensoße schon in kleinen Dosierungen. So sonnenhungrig Thymian ist, so wenig mag er Staunässe. Überhaupt ist nicht viel Gießen nötig. In kalten Lagen sollten Sie die Pflanze im Winter sicherheitshalber mit Tannenzweigen schützen und den Topf mit einer dicken Lage Jute oder Noppenfolie einschlagen.

Majoran und Oregano haben ein wenig größere und weichere Blätter. Sie schmecken prima auf Pizza und lassen sich hervorragend trocknen.

Rosmarin

Wie bei fast allen Kräutern werden auch bei Rosmarin die Triebspitzen geerntet – weil sie recht holzig sind, am besten mit einer Schere. Für Ofengemüse und Schmorgerichte legen Sie einfach den ganzen Trieb aufs Blech und entfernen ihn vor dem Servieren oder beim Essen wieder. In allen anderen Fällen können Sie die nadelähnlichen Blättchen abzupfen und fein hacken. Tipp für die Grillsaison: Triebe kurz über der Erde abschneiden, leicht anspitzen und Zucchiniwürfel und Cocktailtomaten aufspießen. Mit etwas Olivenöl bepinseln (je nach Geschmack vorher eine Knoblauchzehe hineinpressen), salzen, pfeffern und in einer Grillschale ab damit aufs Feuer.

Wenn Sie den Rosmarin nicht überwintern lassen wollen, sollten Sie im Herbst alle Triebe abschneiden und einfrieren. Sie können diese dann wie frische Zweige verwenden.

Salbei

Das Aroma der attraktiven pelzigen Blätter ist Geschmackssache. Allein aus medizinischen Zwecken sollte man einen Stock Salbei aber doch im bzw. am Haus haben. Gurgeln mit Salbeitee hilft nämlich schnell und verlässlich bei Halsweh.

Sie können das Kraut ganz bequem an einem sonnigen Plätzchen im Balkonkasten ziehen. Am aromatischsten sind junge Blätter, die man wie beim Rosmarin im Ganzen am Zweig oder fein gehackt ins Essen gibt. Für eine schnell zubereitete Vorspeise können Sie die Blättchen auch durch einen flüssigen Teig aus Bier, Mehl, etwas Stärke, Salz und Pfeffer ziehen und in heißem Öl ausbacken.

Minze

Das aromatische Kraut – in spezialisierten Gärtnereien gibt es oft Dutzende verschiedene Sorten, von fruchtiger Ananasminze bis zu Schokoladenminze mit After-Eight-Aroma – ist absolut unkompliziert. Bei viel Sonne und regelmäßigem Gießen wuchert es regelrecht, sodass ständig genug Triebe und Blätter zur Ernte bereitstehen. Neulinge begnügen sich mit einer Tasse frisch aufgebrühtem Tee aus vier oder fünf Zweigen pro Bechertasse. Wer aber erst einmal auf den Geschmack gekommen ist, wird Minze auch beim Kochen vielfältig einsetzen, zum Beispiel im Joghurt, im Salat oder im Auberginengemüse.

Tipp: Wenn Ihnen das wertvolle Leinöl im Salat zu fischig schmecken sollte, geben Sie einfach ein paar Blättchen feingehackte Minze dazu.

Zitronenmelisse

Die Zitronenmelisse ist anspruchslos, braucht aber einen großen Topf, weil sie bis zu 30 Zentimeter tief wurzelt. Ihre Blätter haben, wie der Name schon verrät, ein fruchtiges Zitrusaroma, das gut zu sommerlichen Salaten und in Obstdesserts passt.

Auch wenn der Gedanke vielleicht schmerzt: Wer das Kraut regelmäßig kräftig zurückschneidet, regt das Wachstum so richtig an. Verwenden Sie die abgeschnittenen Triebe für einen Tee, gern auch in Kombination mit Pfefferminze: einfach ein paar Zweige mit 250 Milliliter kochendem Wasser übergießen und 10 Minuten ziehen lassen.

Liebstöckel

Das »Maggikraut« ist eins der am meisten unterschätzten Gewürze. Es ist nicht nur in der Suppe unverzichtbar, sondern verleiht auch Kartoffelsalat und anderen Speisen ein unvergleichliches Aroma. Dabei genügen oft schon zwei, drei klein geschnittene Blättchen, nur in der Suppe darf es gern mehr sein.

Im Sommer bildet Liebstöckel an langen Stielen hübsche gelbe Blütendolden. Die sich aus ihnen entwickelnden Samen erinnern vom Aussehen an Kümmel, haben jedoch lange nicht so viel Aroma wie das Kraut. Deshalb können Sie die Dolden nach dem Verblühen ruhig einfach abschneiden. Das Kraut lässt sich nicht trocknen, aber sehr gut einfrieren.

Süße Früchtchen

Von der Hand in den Mund – so schmeckt Obst einfach am besten. Tatsächlich gibt es auch Sorten, die für die Kübelbepflanzung auf Balkon und Terrasse geeignet sind, wie spezielle Apfelbäumchen oder Hochstämmchen von Stachel- oder Johannisbeere. In der zugegebenermaßen relativ kurzen Erntezeit liefern sie ausreichend Früchte für mehrere Müslis oder zum Naschen. Allerdings brauchen sie auch ziemlich viel Platz und im Winter einen guten Schutz, ganz abgesehen davon, dass sie relativ teuer sind.

Praktischer und ergiebiger sind Erdbeeren, die in einer Ampel auch in luftigen Höhen wachsen und so keinen Platz wegnehmen. Am besten pflanzen Sie Monatserdbeeren, die vom Frühjahr bis in den Herbst kleine süße Früchte bilden. Den Winter verbringen sie anschließend an einer geschützten Stelle an der Hauswand.

Ein tolles Obst für den Balkonkasten sind auch Physalis. An einem sonnigen windgeschützten Fleckchen bilden sie zahlreiche Triebe. Wenn Sie nur die zwei bis drei kräftigsten davon stehen lassen, zeigen sich bald viele hübsche gelbviolette Blüten, aus denen sich zunächst grüne, später braune »Lampions« entwickeln, die die orangefarbenen Beeren verhüllen.

Wer versuchen will, seine Physalis über den Winter zu bringen, stellt sie bis zum nächsten Frühjahr in einen dunklen, frostfreien Raum und schneidet sie dann kräftig zurück, bevor es wieder ins Freie geht.

Rezepte fürs Frühstück – Hallo, Tag!

Nach der langen nächtlichen Essenspause schreit der Körper morgens geradezu nach Energie. Wer das Frühstück ausfallen lässt in der Hoffnung, so ein paar Kalorien zu sparen, tut sich also keineswegs etwas Gutes an – nicht zuletzt, weil man dadurch heftige Heißhungerattacken am Vormittag riskiert.

Ein bisschen mehr als eine Scheibe Toast mit Marmelade sollte es aber schon sein, auch wenn die aus veganer Sicht völlig okay wäre. Energietechnisch liefert solch ein Frühstück allerdings nicht viel mehr als Stärke und Zucker, weshalb es auch nicht lange satt macht. Wenn Sie auf Marmelade nicht verzichten wollen, greifen Sie zu Vollkornbrot und streichen Sie darunter etwas Mandel- oder Sesammus (Tahin) für eine Extraportion Mineralstoffe.

Wer gern Müsli isst, kann dabei bleiben. Denken Sie aber daran, dass die meisten Fertigmischungen nicht viel mehr als »Zuckerbomben« sind (und Honig steckt auch noch oft darin). Besser ist es, selbst verschiedene Flocken mit Trockenfrüchten, Nüssen und frischem Obst zu mischen. Statt mit Milch rührt man das Ganze einfach mit Soja-, Hafer- oder Reisdrink, Sojajoghurt oder frisch gepresstem Orangensaft an. Wer lieber herzhaft in den Tag startet, findet im Bioladen oder Drogeriemarkt unzählige vegane Brotaufstriche. Sehr viele davon werden mit Sonnenblumenöl hergestellt, weshalb sie in großen Mengen nicht unbedingt günstig für das Omega-3-Omega-6-Verhältnis sind. Ab und zu selbst etwas frisch anzurühren ist daher nicht schlecht und ganz schnell geschehen.

Und wenn Sie zu denjenigen gehören, die morgens nur schwer etwas hinunterbekommen, können Sie statt einer festen Mahlzeit auch einfach einen Milchshake oder einen Smoothie trinken.

Warmer Bulgur mit frischen Früchten

Wer morgens richtig Appetit hat, ist mit diesem Brei bestens bedient. Er ist aber auch dann toll, wenn Sie mittags mal Lust auf etwas Süßes haben.

Für 2 Portionen:

120 g Bulgur

2 Handvoll Früchte der Saison

2 TL weißes Mandelmus

2 EL Agavendicksaft

1. Bulgur in 300 ml Wasser einmal aufkochen. Hitze reduzieren und auf mittlerer Flamme etwa 10 Minuten garen, bis alles Wasser verdampft ist.
2. In der Zwischenzeit die Früchte waschen, putzen und je nach Sorte in mundgerechte Stücke schneiden.
3. Bulgur auf 2 Müslischälchen verteilen. Je 1 TL Mandelmus und 1 EL Agavendicksaft unterrühren. Mit jeweils der Hälfte der vorbereiteten Früchte vermischen.

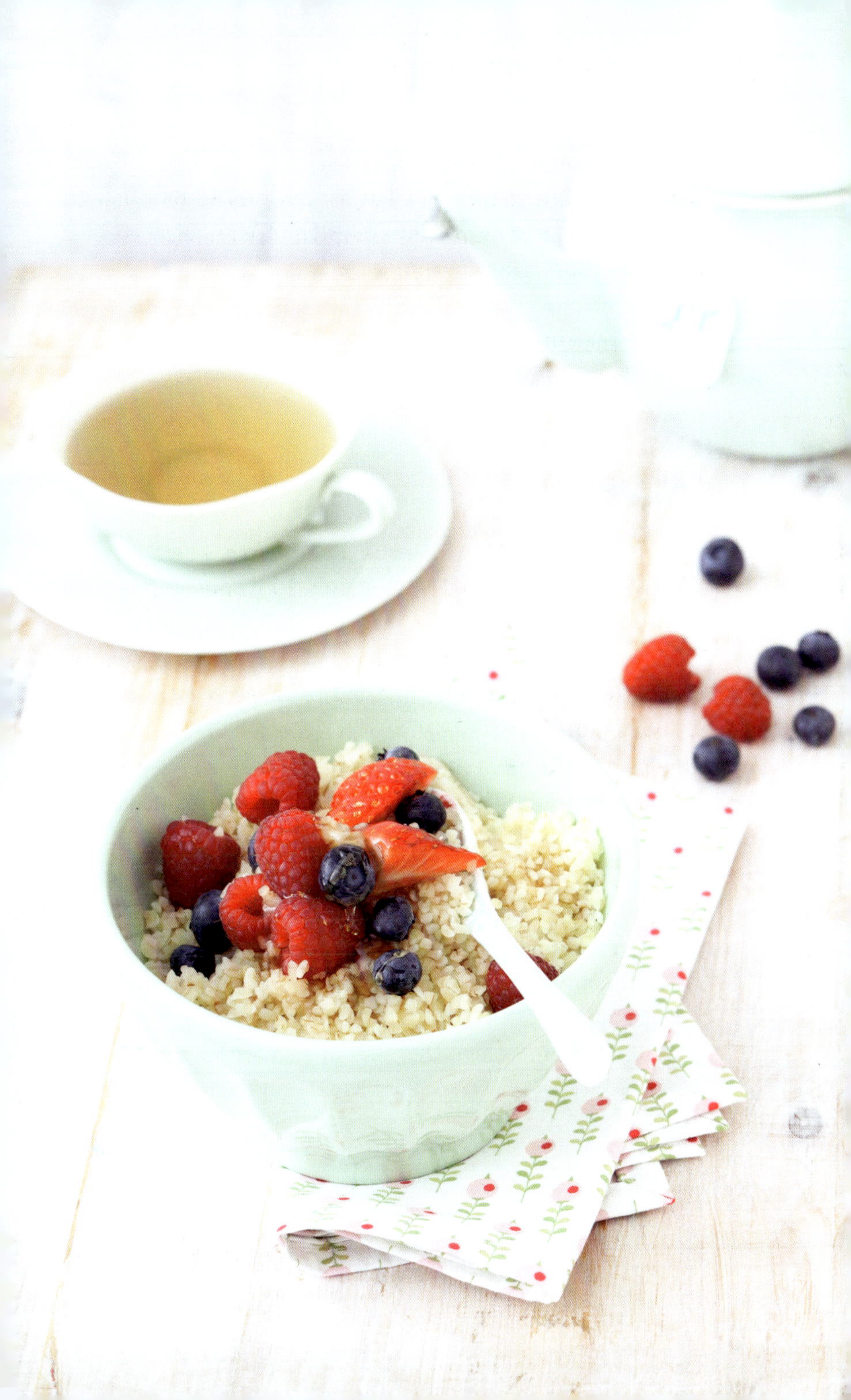

Kokos-Hafer-Brei

Dieser Brei lässt sich immer wieder abwandeln: Mandelmus satt Kokosmilch, Rosinen statt Datteln, Banane statt Erdbeeren, gehackte Haselnüsse statt Kokoschips …

Für 2 Portionen:

100 g zarte Haferflocken
4 getrocknete Datteln
4 kleine Erdbeeren
1 EL Kokoschips
1 kleines Stück frische Ingwerwurzel
2 EL Kokosmilch
2 TL Vollrohrzucker
1 Prise Zimt

1. Haferflocken in einem kleinen Topf mit 300 ml Wasser übergießen. 5 bis 10 Minuten quellen lassen.
2. In der Zwischenzeit die Datteln in kleine Würfel schneiden. Erdbeeren waschen und trocken tupfen. Die Blütenkelche entfernen und die Beeren achteln.
3. Kokoschips in einer kleinen Pfanne ohne Fett rösten.
4. Ingwer schälen und zu den Haferflocken reiben. Auf ganz kleiner Flamme ein paar Minuten erwärmen. Zwischendurch umrühren.
5. Kokosmilch, Vollrohrzucker und Zimt zugeben, zuletzt die Datteln untermischen. Den Brei in eine Schüssel geben und mit Erdbeeren und gerösteten Kokoschips garnieren.

Bauernbrot mit Aufstrich »Liptauer Art«

Damit der Aufstrich schön fest wird, sollte der Joghurt über Nacht abtropfen.

Für 2 Portionen:

2 Becher Sojajoghurt natur (250 g)
Zitronensaft
1 Msp. Harissapaste
Salz
gemahlener Kreuzkümmel
1 Stück Bio-Gurke oder 1 kleine Tomate
2 dicke Scheiben Bauernbrot
1 EL Schnittlauchröllchen

1. 2 Kaffeefilter aus Papier ineinanderstecken und in ein feines Sieb legen. Den Sojajoghurt in die Filter geben, das Sieb über eine Schüssel hängen und den Joghurt über Nacht abtropfen lassen.
2. Am nächsten Morgen den Joghurt in ein Schüsselchen füllen und mit ein paar Spritzern Zitronensaft, Harissapaste (aus Nordafrika kommende scharfe Gewürzpaste aus frischen Chilis, Kreuzkümmel, Koriandersamen, Knoblauch, Salz und Olivenöl), Salz und gemahlenem Kreuzkümmel würzen.
3. Gurke waschen, abtrocknen und mit Schale in feine Scheiben hobeln. Ersatzweise die Tomate waschen und in Scheiben schneiden. Bauernbrot im Toaster rösten und mit dem Aufstrich bestreichen. Gurken- bzw. Tomatenscheiben darauf drapieren und mit Schnittlauchröllchen bestreuen.

Vollkornbrot mit Selleriecreme

Damit sich das Aroma der Creme entfaltet, rührt man sie am besten schon am Vorabend an und stellt sie in einem mit Frischhaltefolie abgedeckten Schälchen über Nacht in den Kühlschrank.

Für 2 Portionen:

1 Handvoll Grün vom Stangensellerie
1 bis 2 EL Sojajoghurt natur
Salz
4 Haselnusskerne
2 dicke oder 4 dünne Scheiben Vollkornbrot
Cayennepfeffer

1. Das Selleriegrün mit Sojajoghurt im Mixer nicht zu fein pürieren. Damit die Creme nicht zu flüssig wird, den Joghurt am besten nach und nach zugeben. Salzen.
2. Haselnusskerne grob hacken und ohne Fett in einer beschichteten Pfanne rösten, bis sie duften.
3. Vollkornbrote dick mit Selleriecreme bestreichen, mit gerösteten Haselnüssen bestreuen und mit Cayennepfeffer bestäuben.
4. Dazu schmeckt ein Apfel oder eine Birne.

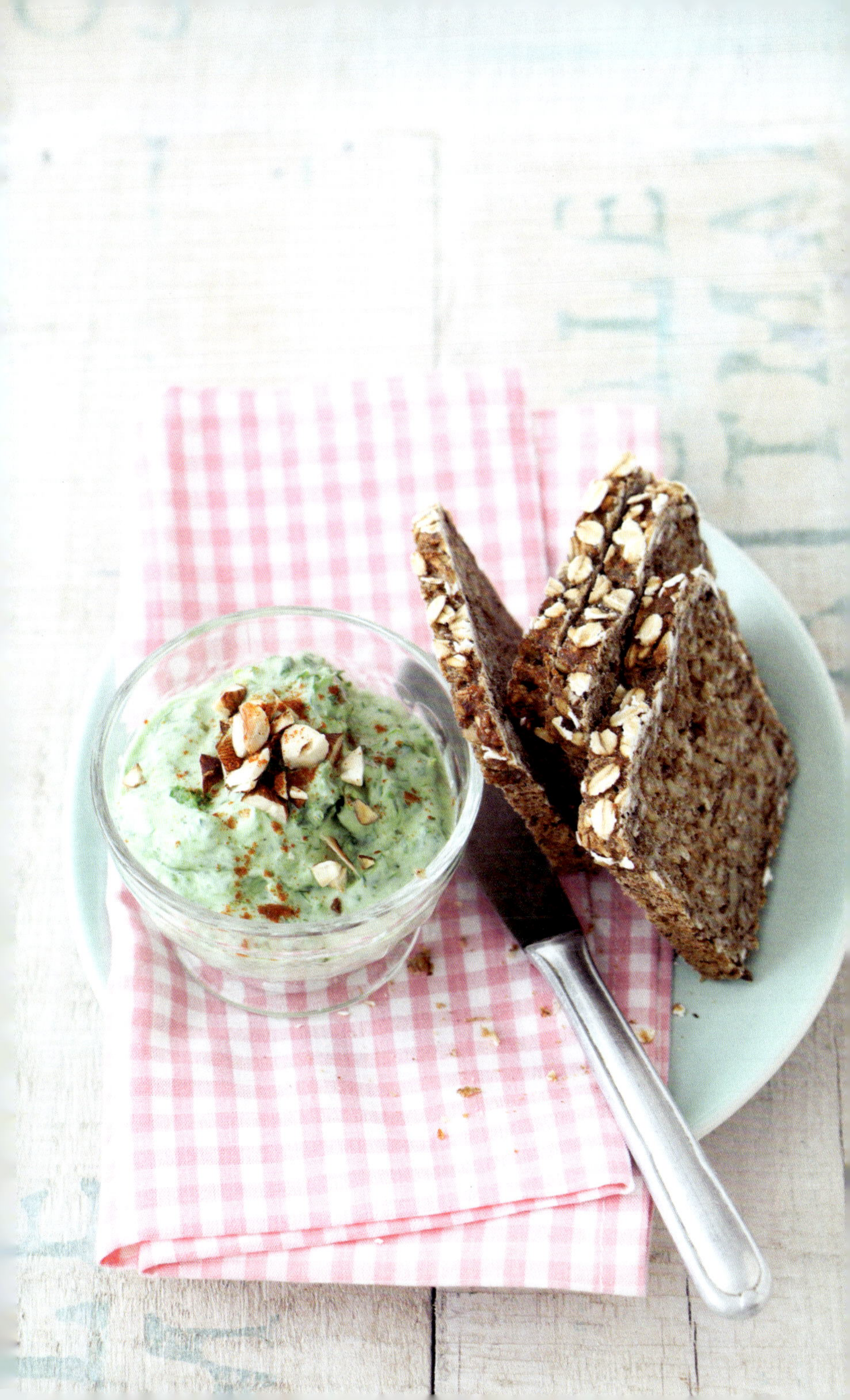

Melonen-Himbeer-Smoothie

Für alle, die gern Obst essen.

Für 1 Glas:

¼ Honigmelone

50 g Himbeeren (frisch oder TK-Früchte)

1. Melone schälen und die Kerne herauskratzen. Das Fruchtfleisch mit den Himbeeren im Mixer pürieren. 50 ml Wasser zugeben und noch einmal kräftig durchmixen.

Möhren-Orangen-Smoothie

Dieser Smoothie ist richtig dick. Wer es dünnflüssiger mag, mischt einfach Möhrendirektsaft mit frischgepresstem Orangensaft und reibt den Ingwer dazu.

Für 1 Glas:

1 Möhre (circa 150 g)

1 cm frische Ingwerwurzel

1 Orange

Möhre schälen und die Enden abschneiden. Ingwer schälen. Beides im Mixer so fein wie möglich pürieren. Orange pressen, den Saft zum Möhrenpüree geben und alles kräftig durchmixen.

Grüner Smoothie

Eine Extraportion Vitamin C!

Für 1 Glas:

5 Blatt grüner Salat

1 Kiwi

1 TL Agavendicksaft

Salat waschen. Kiwi schälen. Beides im Mixer pürieren. Agavendicksaft und 100 ml Wasser zugeben und noch einmal kräftig durchmixen.

Bananen-Mandel-Milch

Wenn Sie morgens nur schwer einen Bissen runterbekommen, ist so ein Energie-Milchshake gerade richtig.

Für 1 Glas:

½ Banane

1 TL weißes Mandelmus

150 ml Hafermilch

2 Msp. Zimt

Banane schälen und im Mixer pürieren. Mandelmus, Hafermilch und Zimt zugeben und alles kräftig durchmixen, bis es schäumt.

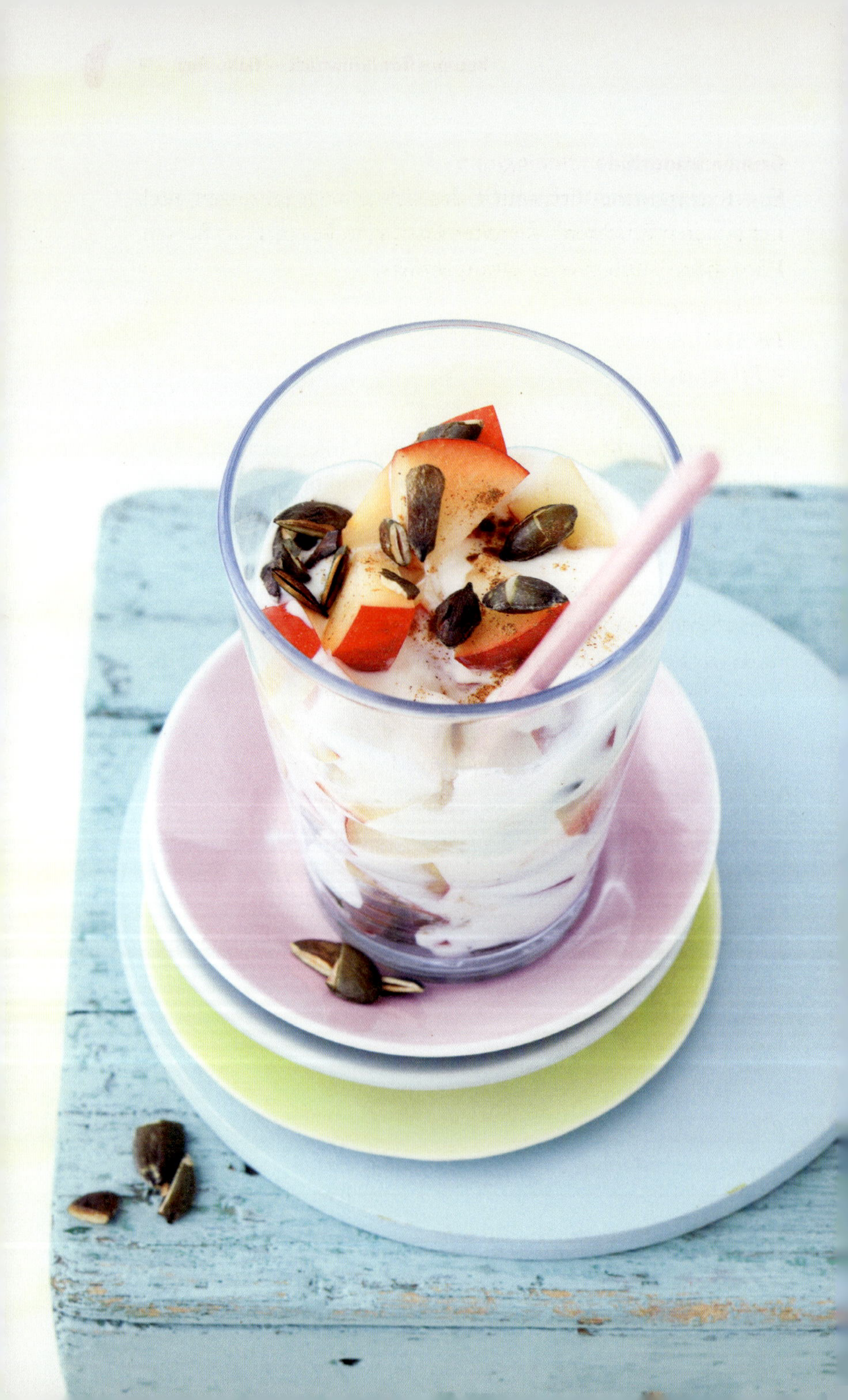

Geschichteter Pflaumenjoghurt

Ein supereinfaches Frühstück, das sich je nach Jahreszeit auch mit anderen Früchten zubereiten lässt, zum Beispiel mit Beeren, Pfirsichen, Trauben oder Orangenfilets.

Für 2 Portionen:

4 Pflaumen
2 Becher Sojajoghurt natur (250 g)
2 EL Ahornsirup
2 Prisen Zimt
1 EL Kürbiskerne

1. Pflaumen waschen, halbieren, entsteinen und würfeln.
2. Joghurt mit Ahornsirup und Zimt verrühren.
3. Kürbiskerne grob hacken und in einer beschichteten Pfanne ohne Fett rösten, bis sie zu duften beginnen.
4. Fruchtwürfel und Joghurt abwechselnd in Gläser schichten. Zum Schluss die gerösteten Kürbiskerne aufstreuen. Fertig!

Mangolassi

Joghurt mal anders!

Für 1 Glas:

½ Mango

1 Becher Sojajoghurt Natur (125 g)

1 Msp. Lebkuchengewürz

100 ml Mineralwasser

Mango schälen und im Mixer pürieren. Sojajoghurt und Lebkuchengewürz zugeben und alles gut mixen. Mit Mineralwasser aufgießen, ein letztes Mal sehr kurz durchmixen und sofort servieren.

Rezepte fürs Mittagessen – Öfter mal was Neues!

Mittags können Sie richtig aus dem Vollen schöpfen. Nudeln oder Reis, Eintopf, Suppe oder Salat – Sie können essen, worauf Sie gerade Appetit haben. Sogar ein süßes Hauptgericht ist jetzt kein Problem. Hauptsache, es wird nicht eintönig und damit einseitig.

Viele der Blitzrezepte auf den folgenden Seiten können Sie schon zu Hause vorbereiten. Die anderen gelingen selbst in der kleinsten Büroküche im Handumdrehen. Nehmen Sie sich mittags bewusst eine Auszeit zum Genießen. Essen Sie auch im Büro nicht am Schreibtisch, sondern setzen Sie sich an einen Besprechungstisch, vors offene Fenster oder gleich draußen in die Sonne. Wenn Sie lauter Dinge nebenbei machen, essen Sie auch nur nebenbei, und Bauch und Gehirn registrieren die Nahrungsaufnahme nicht. Dadurch bleibt das Sättigungsgefühl aus, und Heißhungerattacken am Nachmittag sind programmiert.

Wenn Sie nach dem Mittagessen weiterhin Appetit haben sollten, können Sie ruhig noch eine Portion frisches Obst naschen, einen Frucht-Smoothie trinken oder einen Fruchtjoghurt löffeln. Wichtig ist dabei nur, dass Sie solche süßen Snacks nicht erst am Nachmittag, sondern direkt im Anschluss an die Hauptmahlzeit genießen. Denn sonst schießt der Insulinspiegel nachmittags gleich wieder in die Höhe, und die Fettverbrennung stagniert. Und nicht vergessen: Auch Milchkaffee gilt als Snack. Trinken Sie ihn daher, wenn Sie einen möchten, gleich nach dem Essen.

Bauernbrot-Panzarella

Im klassischen italienischen Brotsalat bekommt altbackenes Brot eine zweite Chance. Probieren Sie es wie hier einmal mit deftigem Bauern- statt »leerem« Weißbrot. Auch gut: einfach zwei Vollkornsemmeln klein schneiden.

Für 2 Portionen:

2 dicke Scheiben Bauernbrot (à circa 80 g)
2 bis 3 Tomaten
1 Gurke
1 Zwiebel
1 Bund Petersilie
1 bis 2 EL Zitronensaft
2 EL Sesamöl
Salz, Pfeffer

1. Das Brot in nicht zu kleine Würfel schneiden und diese von allen Seiten ohne Fett in einer Pfanne rösten.
2. Tomaten waschen, putzen und würfeln. Gurke waschen und mit Schale erst in Streifen, dann ebenfalls in Würfel schneiden. Zwiebel schälen und in feine Ringe schneiden. Petersilie waschen und abtrocknen. Die Blättchen abzupfen und grob hacken.
3. Gemüse in eine Schüssel geben. Die gerösteten Brotwürfel hinzufügen. Zitronensaft, Sesamöl, Salz und Pfeffer werden zum Dressing verrührt, und dieses kommt dann über die Salatzutaten. 20 Minuten ziehen lassen und dann noch einmal mit Salz, Pfeffer und eventuell etwas Zitronensaft abschmecken.

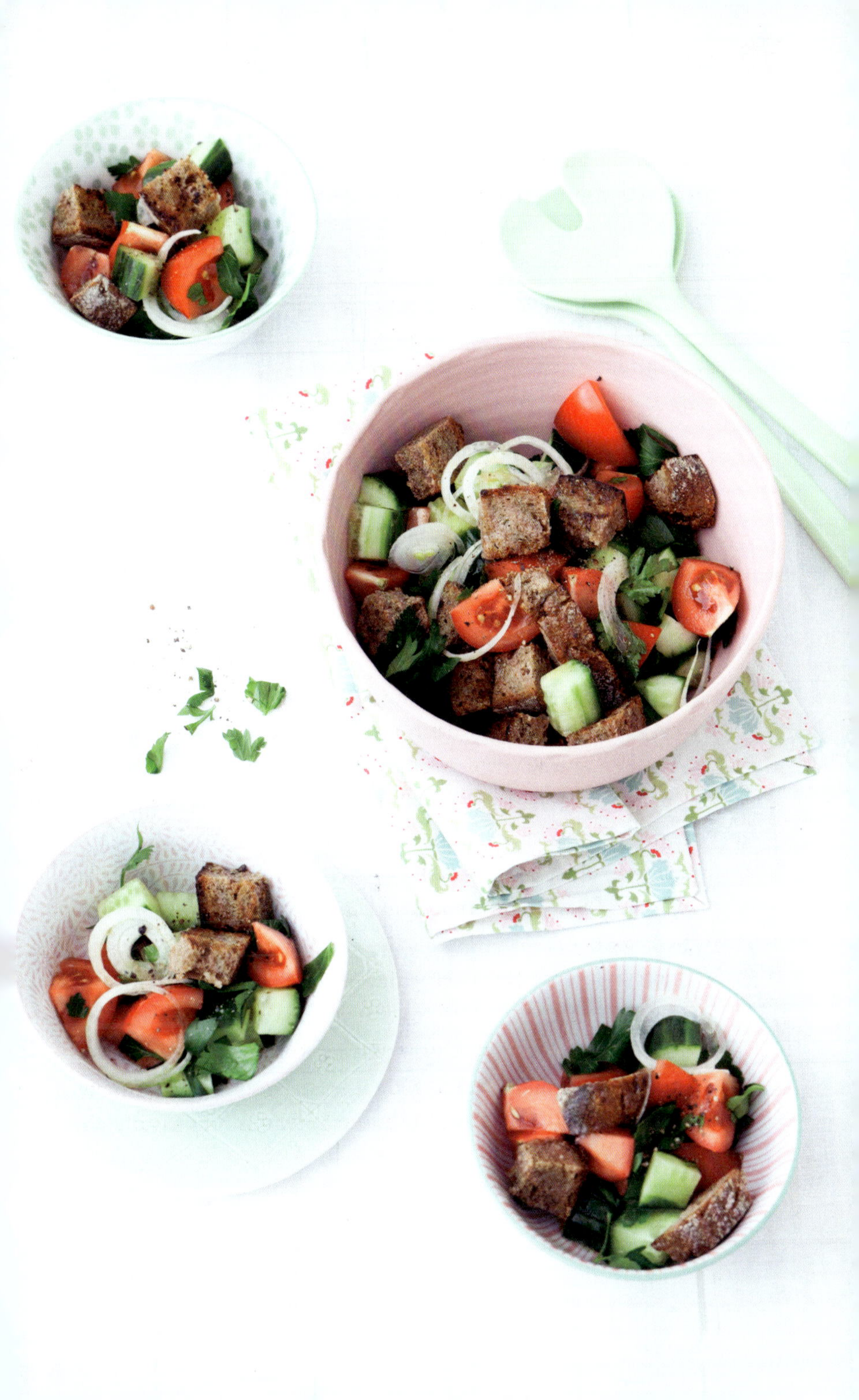

Lauwarmer Bohnensalat mit Birne

Schmeckt am besten ganz frisch, damit die Birne schön knackig bleibt.

Für 2 Portionen:

350 g grüne Bohnen
Salz
1 kleine rote Zwiebel
1 große feste Birne
1 EL Essig
3 TL Walnussöl
2 dicke Scheiben Walnussbrot
½ Knoblauchzehe
Salz

1. Bohnen putzen, waschen und in Salzwasser etwa 10 Minuten garen. Sie sollten noch schön knackig sein. In ein Sieb abgießen, gut abtropfen lassen und in eine Schüssel füllen.
2. Zwiebel schälen und fein würfeln. Birne waschen und vierteln, dabei das Kerngehäuse entfernen. Das Fruchtfleisch in schmale Spalten oder dünne Scheiben schneiden. Beides zu den noch warmen Bohnen geben.
3. Essig und 2 TL Walnussöl mit etwas Salz verrühren. Über die anderen Salatzutaten träufeln und alles vorsichtig vermengen.
4. Das Walnussbrot im Toaster rösten. Knoblauch schälen und mit der Zehe mehrmals kräftig über die gerösteten Brote reiben. Das restliche Walnussöl aufträufeln und mit je 1 Prise Salz bestreuen.

Bulgur mit Pilzen und Apfel

Schmeckt warm und kalt als Salat.

Für 2 Portionen:

1 Schalotte
100 g Champignons (ersatzweise Pfifferlinge)
1 Apfel
120 g Bulgur
1 TL Rapsöl
1 TL Ahornsirup
Salz, Pfeffer
1 TL gehackte Kürbiskerne
½ Bund Petersilie

1. Schalotte schälen und fein hacken. Champignons putzen, die Stiele herausdrehen und die Kappen in Würfel schneiden.
2. Den Apfel waschen, vierteln und das Kerngehäuse entfernen. Das Fruchtfleisch in kleine Stücke schneiden.
3. Bulgur in 300 ml Wasser einmal aufkochen. Hitze reduzieren und auf mittlerer Flamme etwa 10 Minuten garen, bis alles Wasser verdampft ist.
4. Währenddessen in einer beschichteten Pfanne das Rapsöl erhitzen und die Apfelstückchen darin andünsten. Ahornsirup darüberträufeln und alles kurz karamellisieren lassen. Auf einen Teller geben.
5. Champignons und Schalotte in die Pfanne geben, salzen und 3 bis 5 Minuten braten. Kräftig pfeffern und die karamellisierten Äpfel wieder dazugeben. Kürbiskerne unterrühren.
6. In einer Schüssel die Apfel-Champignon-Mischung mit dem Bulgur vermischen. Eventuelle nochmals mit Salz und Pfeffer abschmecken. Zum Schluss die gehackte Petersilie unterheben.

Kichererbsensalat mit Zucchini und Birne

Dieser Salat lässt sich prima schon am Abend vorbereiten. Birne, Kräuter und Nüsse aber immer frisch dazugeben.

Für 2 Portionen:

1 kleine Dose Kichererbsen (400 g)
1 Zucchino
1 TL Kreuzkümmel
3 TL Olivenöl
2 Knoblauchzehen
Salz, Pfeffer
1 EL Zitronensaft
½ TL Harissapaste, je nach Geschmack auch mehr
3 Zweige Basilikum
½ feste Birne
4 Walnusshälften

1. Kircherbsen in einem Sieb gründlich mit kaltem Wasser abbrausen. Zucchino waschen, putzen und in 1 cm große Würfel schneiden. Kreuzkümmel im Mörser grob zerstoßen.
2. In einer beschichteten Pfanne 1 TL Öl erhitzen und die Zucchiniwürfel darin bei mittlerer Hitze etwa 5 Minuten braten. Kreuzkümmel zugeben. Knoblauch schälen und darüberpressen. Zum Schluss die Kichererbsen hinzufügen, alles kräftig salzen und pfeffern und in eine Salatschüssel füllen.
3. Restliches Öl mit Zitronensaft, Harissa und etwas Salz verrühren. Über den Salat geben. 30 Minuten ziehen lassen.
4. Basilikum abbrausen, trocken tupfen. Die Blättchen abzupfen und in Streifen schneiden. Birne waschen und vierteln, dabei das Kerngehäuse entfernen. Das Fruchtfleisch in kleine Würfel schneiden. Walnüsse grob hacken. Alles über den Salat streuen, unterheben und ein letztes Mal abschmecken.

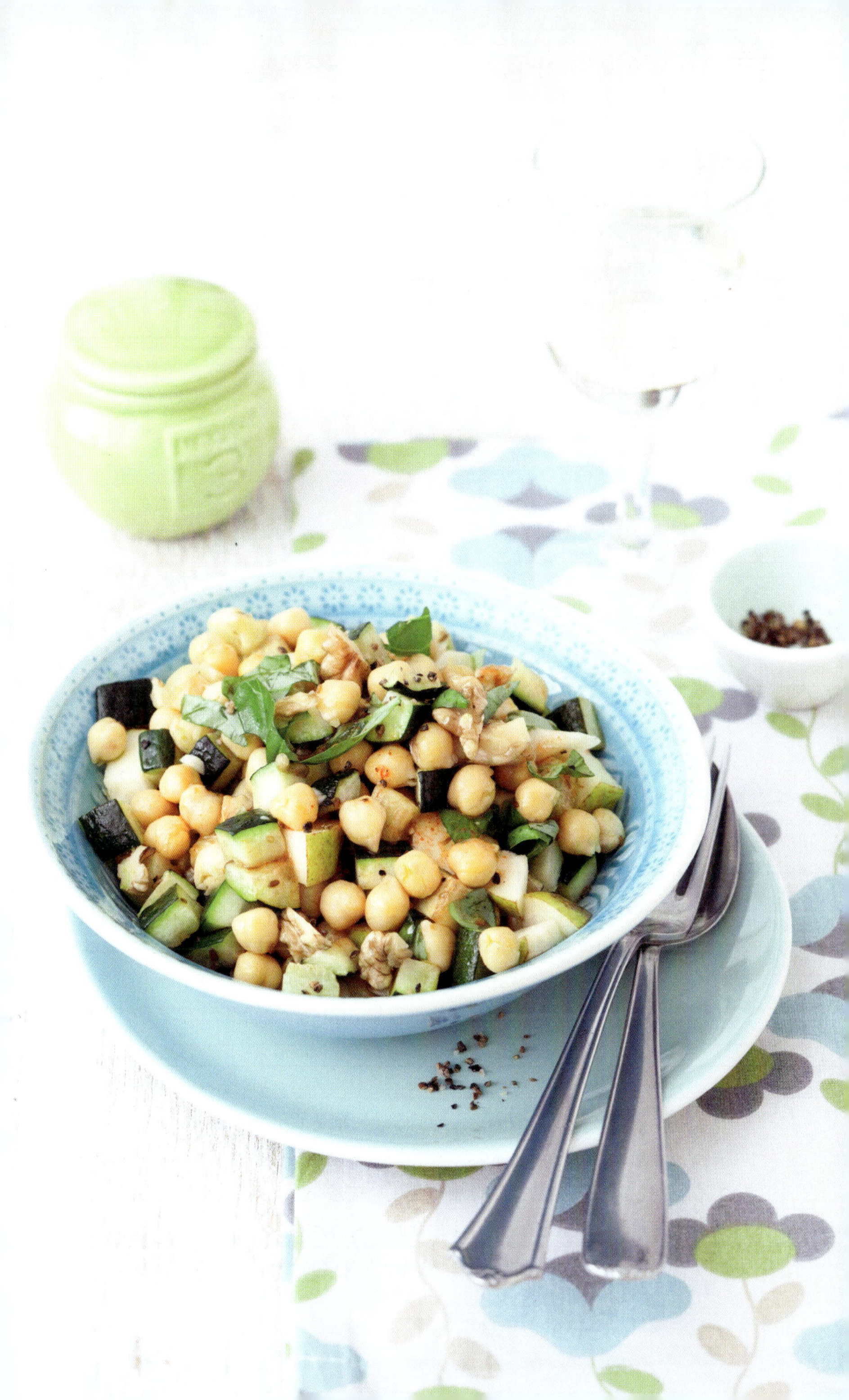

Bunter Sommersalat

Dieser Salat lässt sich immer wieder anders abwandeln.

Für 2 Portionen:

½ Friséesalat
2 Tomaten
½ gelbe Paprikaschote
1 bis 2 Frühlingszwiebeln
1 Nektarine oder Pflaume
1 Handvoll Heidelbeeren (ersatzweise Erdbeeren oder Himbeeren)
5 Peperoni (aus dem Glas)
10 Oliven
1,5 EL Balsamicoessig
2 EL Olivenöl
Salz, Pfeffer, Zucker
1 Handvoll essbare Blüten (etwa Kapuzinerkresse)

1. Salat verlesen, waschen, trockenschleudern und in mundgerechte Stücke zupfen. Tomaten, Paprika und Frühlingszwiebeln waschen. Tomaten würfeln, Paprika in Streifen, Frühlingszwiebel in Ringe schneiden.
2. Nektarine waschen, halbieren, entsteinen und in schmale Schnitze oder Würfel schneiden. Beeren abbrausen. Peperoni abtropfen lassen und in Ringe schneiden. Oliven eventuell entsteinen.
3. Alle Salatzutaten in eine große Schüssel geben. Balsamicoessig und Olivenöl verrühren. Mit Salz, Pfeffer und einer winzigen Prise Zucker würzen. Das Dressing über den Salat geben und untermischen. Mit den Blüten garnieren. Dazu schmeckt eine Scheibe Dinkelweißbrot.

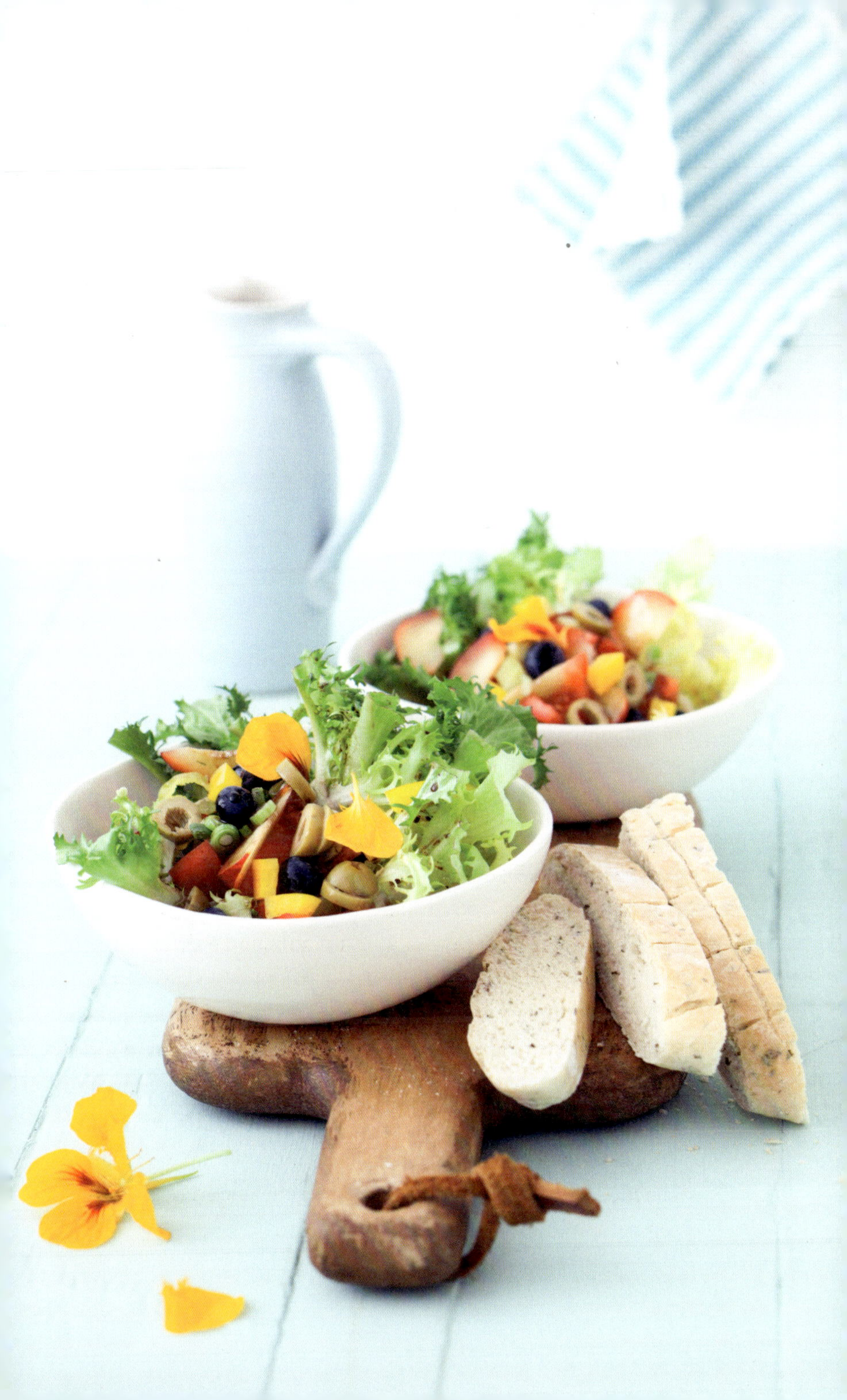

Kartoffel-Bohnen-Salat

Kartoffeln mit Leinöl sind ja ein Klassiker der deutschen Küche. Statt Quark werden sie in diesem Rezept mit grünen Bohnen kombiniert.

Für 2 Portionen:

6 Kartoffeln (vorwiegend festkochend)
Salz
150 g grüne Bohnen
1 Schalotte
2 EL Weißweinessig
2 EL Leinöl
Pfeffer

1. Kartoffeln unter fließendem Wasser sauber bürsten. In kochendem Salzwasser circa 20 Minuten garen. Abdampfen lassen, anschließend noch warm pellen und in Scheiben schneiden.
2. Bohnen putzen, waschen und je nach Länge halbieren. In etwas kochendem Salzwasser etwa 10 Minuten bissfest garen. Mit eiskaltem Wasser abschrecken und gut abtropfen lassen.
3. Schalotte schälen und in feine Würfel schneiden. Weißweinessig und Leinöl verrühren und mit Salz und Pfeffer würzen. Schalottenwürfelchen zugeben.
4. Kartoffelscheiben und Bohnen in eine Salatschüssel geben. Dressing darüberträufeln und alles vorsichtig miteinander vermischen. Vor dem Servieren noch einmal mit Salz und Pfeffer abschmecken.

Scharfer asiatischer Nudelsalat

Die perfekte Mischung aus scharf, nussig und fruchtig. Schmeckt am besten ganz frisch.

Für 2 Portionen:

1 großer Fenchel
1 Bio-Gurke
½ große Mango
1 Handvoll frisches Koriandergrün
1 haselnussgroßes Stück frische Ingwerwurzel
¼ bis ½ rote Chilischote
1 EL Erdnüsse
75 g Somen-Nudeln (ersatzweise Glasnudeln)
je 2 EL Limettensaft, Sesamöl und Sojasoße
Salz

1. Fenchel waschen, putzen und fein hobeln. Gurke waschen, halbieren und jede Hälfte erst der Länge nach mit dem Sparschäler in hauchdünne Scheiben, diese dann in Streifen schneiden. Mango schälen. Ebenfalls erst in Scheiben, dann in Streifen schneiden. Koriander abbrausen, trocken tupfen und grob hacken. Alles in eine Schüssel geben.
2. Ingwer schälen und fein würfeln. Chilischote waschen, putzen und in feine Ringe schneiden. Erdnüsse grob hacken und ohne Fett in einer beschichteten Pfanne rösten.
3. Somen-Nudeln in kochendem Wasser in 3 Minuten bissfest garen. In einem Sieb abtropfen lassen und zur Gemüse-Mango-Mischung geben.
4. Limettensaft, Sesamöl und Sojasoße verrühren. Chili und Ingwer zufügen. Über den Salat geben, gründlich durchmischen und nach Geschmack noch mit etwas Salz abschmecken. Mit gerösteten Erdnüssen bestreuen.

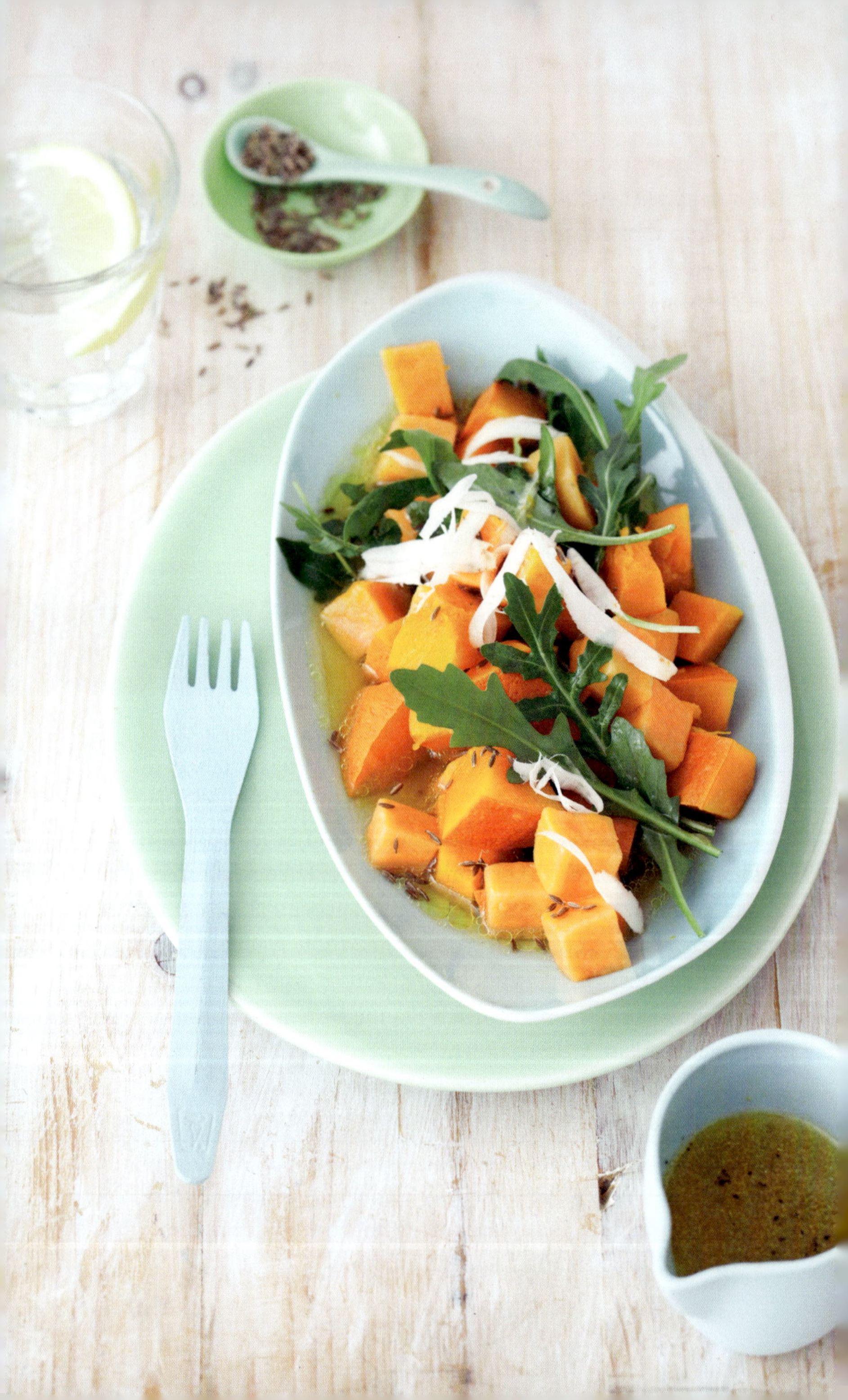

Süßkartoffel-Hokkaido-Salat

Bei ungemütlichem Wetter machen das Aroma und die Farbe dieses Salats im Nu wieder gute Laune. Der frisch geriebene Meerrettich sorgt für den besonderen Kick. Vorsicht, er ist ziemlich scharf. Daher am besten nach und nach zugeben und zwischendurch abschmecken.

Für 2 Portionen:

1 kleiner Hokkaidokürbis
1 Süßkartoffel
1 Bund Rucola
Salz
1 TL Kreuzkümmel
2 EL Zitronensaft
1 bis 2 EL frisch geriebener Meerrettich
2 EL Leinöl

1. Kürbis waschen und halbieren, aber nicht schälen. Die Kerne und den faserigen Innenteil mit einem Messer herausschneiden. Süßkartoffel schälen. Beides in etwa 3 cm große Würfel schneiden. Rucola waschen, putzen und trocken schleudern.
2. Kürbis- und Süßkartoffelwürfel in jeweils 200 ml Wasser mit etwas Salz und je ½ TL Kreuzkümmel 4 bis 5 Minuten bissfest garen. Abgießen, dabei das Kürbiswasser auffangen. Die Gemüsewürfel mit dem Rucola in eine Schüssel geben.
3. Den Kürbissud bei starker Hitze auf etwa 8 EL einkochen. Zitronensaft zugeben und über das Gemüse gießen. Meerrettich und Leinöl zugeben und alles vorsichtig vermengen. Eventuell noch einmal nachsalzen.

Dinkel-Penne mit Oliven-Walnuss-Pesto

Dieses Rezept eignet sich auch für Nudelsalat. Einfach die Nudel-Pesto-Mischung abkühlen lassen und kurz vor dem Servieren noch eine Handvoll halbierte Cocktailtomaten oder Gurkenwürfelchen unterheben.

Für 2 Portionen:

12 Walnusshälften
25 g grüne Oliven (ohne Stein)
⅓ Bund Petersilie
1 Knoblauchzehe
Schale von ½ Biozitrone
2 EL Olivenöl
Salz, Pfeffer
120 g Dinkel-Penne

1. Walnusshälften und Oliven mit einem schweren Messer oder im Blitzhacker hacken.
2. Petersilie mit kaltem Wasser abbrausen und trocken tupfen. Die Blättchen abzupfen und ebenfalls hacken. Mit der Nuss-Oliven-Paste mischen. Knoblauch schälen und dazupressen. Zitronenschale und Olivenöl hinzufügen und alles gründlich verrühren. Mit Salz und Pfeffer würzen.
3. Dinkel-Penne nach Packungsanweisung in reichlich Salzwasser al dente kochen. Abgießen, abtropfen lassen und sofort in einer großen, vorgewärmten Schüssel mit dem Oliven-Walnuss-Pesto vermengen.

Spaghetti mit Tomatensoße »mal anders«

Schneller geht es eigentlich nicht mehr. Wer es gern pikant mag, gibt zum Knoblauch noch ein paar getrocknete Chiliflocken ins Öl.

Für 2 Portionen:

2 Knoblauchzehen
2 Tomaten
⅓ Bund Basilikum
120 g Spaghetti
Salz
2 EL Olivenöl
Pfeffer

1. Knoblauch schälen. Tomaten waschen und putzen. Beides in hauchdünne Scheiben schneiden.
2. Basilikum waschen und trocken schleudern. Die Blätter abzupfen und in feine Streifen schneiden.
3. Spaghetti in reichlich Salzwasser nach Packungsanweisung al dente garen.
4. Kurz bevor die Nudeln fertig sind, das Öl in einer Pfanne erhitzen. Salzen, den Knoblauch zugeben und glasig dünsten. Bevor er Farbe annimmt, die Tomatenscheiben zugeben, pfeffern und kurz durchschwenken. Sie sollen nur warm werden. Die Nudeln abgießen, abtropfen lassen und sofort zu den Tomaten in die Pfanne geben. Vorsichtig durchmischen und mit Basilikum bestreuen.

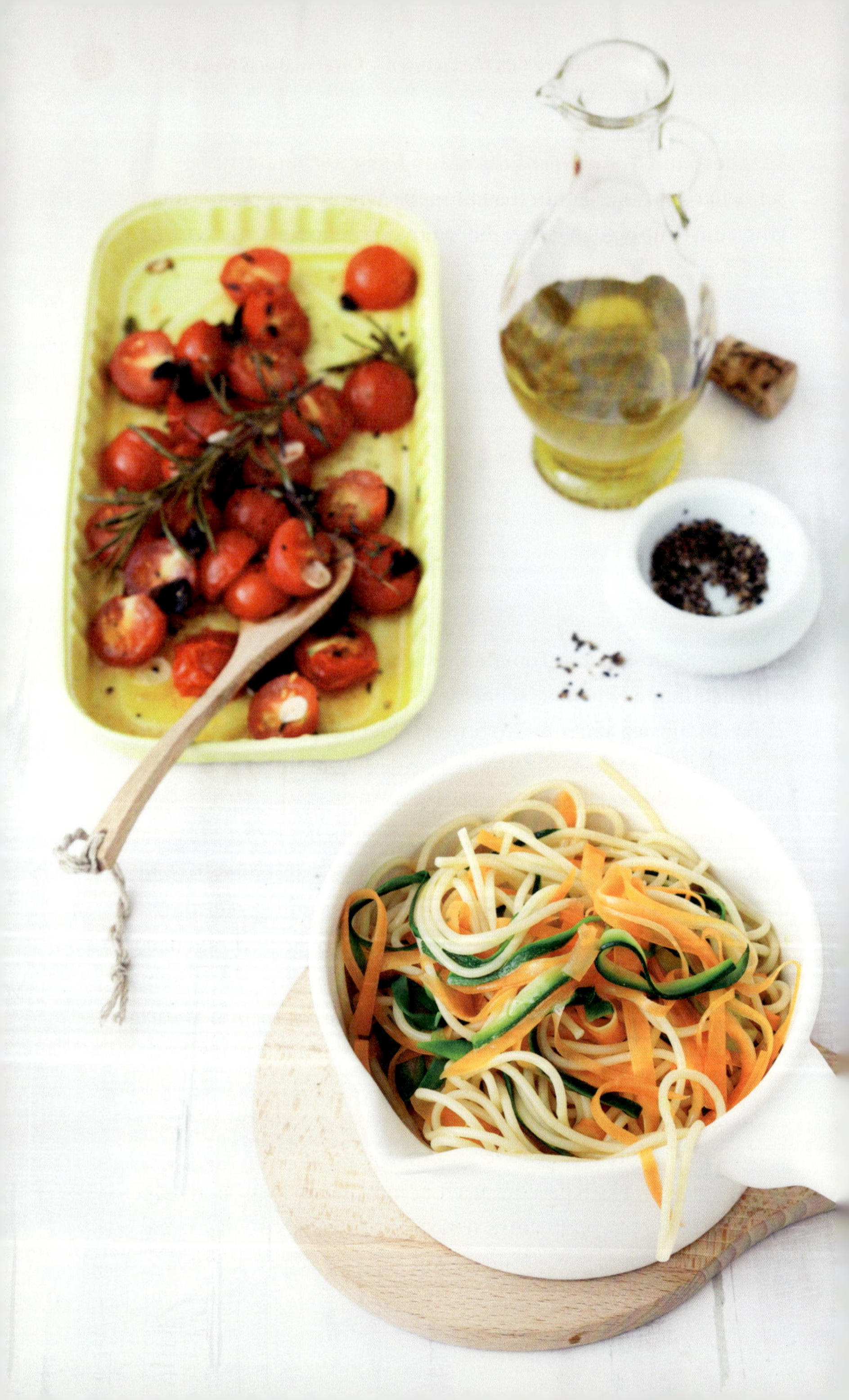

Gemüse-Spaghetti mit geschmorten Cocktailtomaten

Im Backofen erhalten die Tomaten ein ganz besonderes Aroma. Ganz heiß in ein sauberes Schraubglas abgefüllt, halten die Tomaten im Kühlschrank gut ein paar Tage.

Für 2 Portionen:

150 g Cocktailtomaten
1 Zweig Rosmarin, 3 Zweige Thymian
1 Knoblauchzehe
4 schwarze Oliven (ohne Stein)
Salz, Pfeffer
1 EL Olivenöl
1 mittelgroßer Zucchino
1 große Möhre
100 g Spaghetti

1. Backofen auf 200 °C vorheizen. Cocktailtomaten waschen und halbieren. Kräuter kurz waschen und trocken schwenken. Knoblauch schälen und in feine Scheiben schneiden. Oliven grob hacken. Alles in einer kleinen feuerfesten Form mischen. Salzen, pfeffern und mit Olivenöl beträufeln. Im heißen Ofen 20 Minuten schmoren lassen.
2. Währenddessen Zucchino waschen und die Möhre schälen. Beide erst mit dem Sparschäler der Länge nach in hauchdünne Scheiben, diese dann in schmale Streifen schneiden. Getrennt voneinander ganz kurz in kochendem Salzwasser blanchieren. Sie sollten noch richtig Biss haben.
3. Spaghetti nach Packungsanweisung al dente kochen. Abgießen und sofort mit den Gemüsestreifen mischen.
4. Die Form mit den geschmorten Tomaten aus dem Ofen nehmen, Kräuterzweige entfernen, nach Belieben noch einmal abschmecken und die Nudeln mit den Tomaten anrichten.

Knuspriger Bratreis und Krautsalat

Wenn es mittags schnell gehen muss, können Sie den Reis gut schon am Vorabend kochen und über Nacht einfach in den Kühlschrank stellen.

Für 2 Portionen:

Für den Reis:

120 g Reismischung mit Wildreis
Salz
4 Frühlingszwiebeln
1 kleines Stück frische Ingwerwurzel
¼ bis ½ rote Chilischote
1 EL Rapsöl
2 TL Sojasoße

Für den Krautsalat:

250 g Weißkohl
½ TL Salz
¼ bis ½ rote Chilischote
1 EL Limettensaft
1 EL Rapsöl
½ TL Kreuzkümmel
10 Cashewkerne

1. Reismischung in 450 ml leicht gesalzenem Wasser aufkochen und bei geschlossenem Topf auf niedriger Temperatur circa 60 Minuten garen. Vor allem am Schluss immer wieder nachschauen und umrühren, damit nichts anbrennt. Eventuell nochmals etwas Wasser angießen.
2. Während der Reis gart, den Krautsalat zubereiten. Dazu den Weißkohl waschen und in feine Streifen hobeln oder schnei-

den. In einer Schüssel mit dem Salz vermischen und mit den Händen mehrmals kräftig durchkneten.

3. Chilischote waschen und in feine Ringe schneiden. Limettensaft und Rapsöl verrühren, Chili und Kreuzkümmel zufügen, über den Salat geben und alles gründlich vermischen.
4. Cashewkerne grob hacken und ohne Fett in einer Pfanne goldbraun rösten. Über den Krautsalat streuen.
5. Jetzt geht es mit dem Reis weiter: Frühlingszwiebeln waschen, putzen und in feine Ringe schneiden. Ingwer schälen und fein hacken. Chilischote waschen und ebenfalls in Ringe schneiden.
6. In einer großen Pfanne das Rapsöl erhitzen. Die gegarte Reismischung, Frühlingszwiebeln und Ingwer darin auf mittlerer Flamme braten. Nicht zu oft umrühren, damit der Reis schön knusprig wird. Zum Schluss die Sojasoße über den Reis träufeln und alles mit Chili bestreuen.

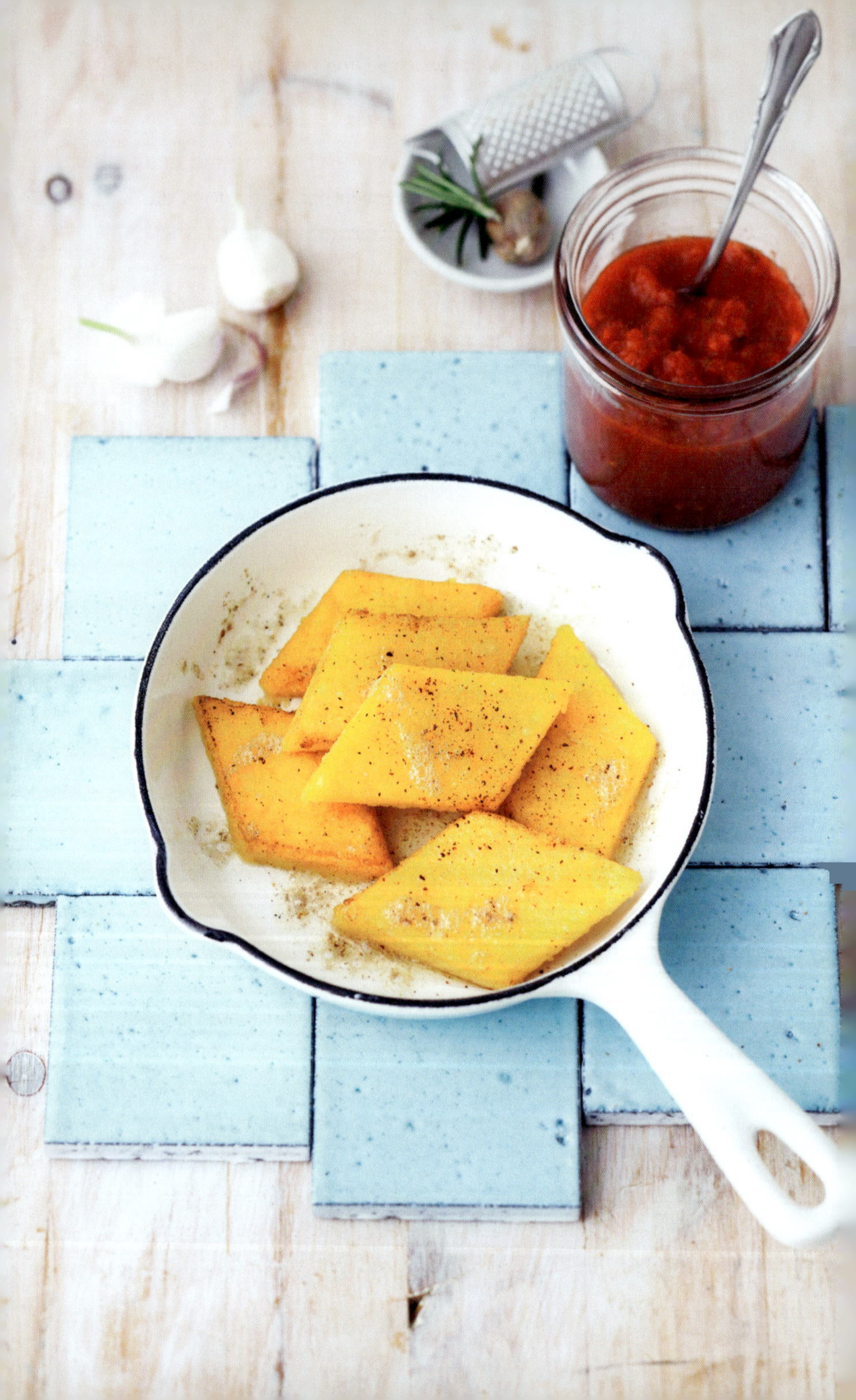

Gebratene Polenta mit Tomatensugo

Lässt sich prima vorbereiten! Vor dem Essen dann nur noch die Soße aufwärmen und die Polentarauten braten.

Für 2 Portionen:

125 g Maisgrieß
Salz, geriebene Muskatnuss
1 Knoblauchzehe
1 Zweig Rosmarin
1 kleine Chilischote
1 kleine Dose Pizzatomaten (425 ml)
Salz, Zucker, Pfeffer
1 bis 2 EL Rapsöl

1. Maisgrieß mit 400 ml leicht gesalzenem Wasser zum Kochen bringen. Die Hitze reduzieren und den Grieß 5 Minuten leise köcheln lassen. Dabei ständig rühren, bis sich der Brei vom Topfboden löst. Mit etwas Muskatnuss würzen.
2. Die Polenta auf eine Stück Backpapier geben, eine zweites Backpapier darüberlegen und den Brei dazwischen mit einem Nudelholz 1 cm dick ausrollen. Kalt werden lassen und in etwa 5 cm große Rauten schneiden.
3. Für den Sugo Knoblauch schälen und halbieren. Den Rosmarinzweig abbrausen. Chilischote waschen und der Länge nach halbieren. Mit den Pizzatomaten in einen kleinen Topf geben, Salz sowie 1 Prise Zucker zugeben. 60 Minuten leise vor sich hin köcheln lassen. Erst zum Schluss pfeffern und bei Bedarf nochmals mit Salz und Zucker abschmecken.
4. Öl in einer beschichteten Pfanne erhitzen und die Polentarauten darin von beiden Seiten schön goldgelb anbraten.
5. Die Tomatensoße auf Teller verteilen und die gebratenen Polentarauten direkt aus der Pfanne darauf anrichten.

Gemüse-Sandwich mit Avocadocreme

Avocadocreme ist ein hervorragender »grüner« Ersatz für die klassische Majo. Wer es gern scharf mag, kann sie anstatt mit Sojasoße wahlweise auch mit Wasabipaste und etwas Salz abschmecken.

Für 2 Portionen:

½ Avocado
2 TL Sojasoße
Zitronensaft
50 g Zuckerschoten, Salz
1 Handvoll Rucola
1 Tomate
2 getrocknete Tomaten (ohne Öl)
2 EL gemischte Sprossen
4 Scheiben Vollkorntoast

1. Den Stein aus der Avocado lösen, das Fruchtfleisch herauslöffeln und in einem Schälchen mit Sojasoße und ein paar Spritzern Zitronensaft zerdrücken.
2. Die Zuckerschoten waschen, putzen und in etwas kochendem Salzwasser 2 Minuten blanchieren. In eiskaltem Wasser abschrecken und abtropfen lassen.
3. Rucola waschen und trocken schleudern. Tomate waschen, putzen und in Scheiben schneiden. Die getrockneten Tomaten fein würfeln. Die Sprossen in einem Sieb mit kaltem Wasser abbrausen und abtropfen lassen.
4. Die Vollkorntoasts rösten. Jeden Toast mit je ¼ der Avocadocreme bestreichen. Die Zuckerschoten und Tomatenscheiben auf 2 Scheiben verteilen. Getrocknete Tomatenwürfelchen darüberstreuen und die Sprossen daraufgeben. Die anderen Toasts darauflegen. Jedes Sandwich diagonal halbieren.

Gerösteter Sesamfladen mit Hummus und Tsatsiki

Schnelle kalte Küche! Als dritter Dip passt dazu auch sehr gut der Sellerieaufstrich aus dem Frühstücksrezept »Vollkornbrot mit Selleriecreme« (siehe dort).

Für 2 Portionen:

½ Dose Kichererbsen (200 g)
1 Knoblauchzehe
1 bis 2 TL Zitronensaft
1 EL Tahin
1 EL Olivenöl
Salz, Pfeffer
gemahlener Kreuzkümmel
1 TL gehackte Petersilie
1 Becher Sojajoghurt natur (125 g)
¼ Gurke
¼ Vollkornfladenbrot (ersatzweise normales Fladenbrot)

1. Kichererbsen in einem Sieb unter kaltem Wasser abbrausen und gründlich abtropfen lassen. Knoblauch schälen und halbieren.
2. Kichererbsen in einem hohen Becher mit Zitronensaft, Tahin und Olivenöl nicht zu fein pürieren. 1 Knoblauchhälfte dazupressen und mit Salz, Pfeffer und Kreuzkümmel herzhaft abschmecken. Mit Petersilie bestreuen.
3. Sojajoghurt in einem Schälchen mit Salz und Pfeffer würzen. Den restlichen Knoblauch dazupressen. Gurke schälen und in den Joghurt raspeln. Alles gut mischen und eventuell nochmals abschmecken.
4. Das Fladenbrot im Toaster rösten und in 4 Spalten schneiden. Mit dem Hummus und dem Tsatsiki servieren.

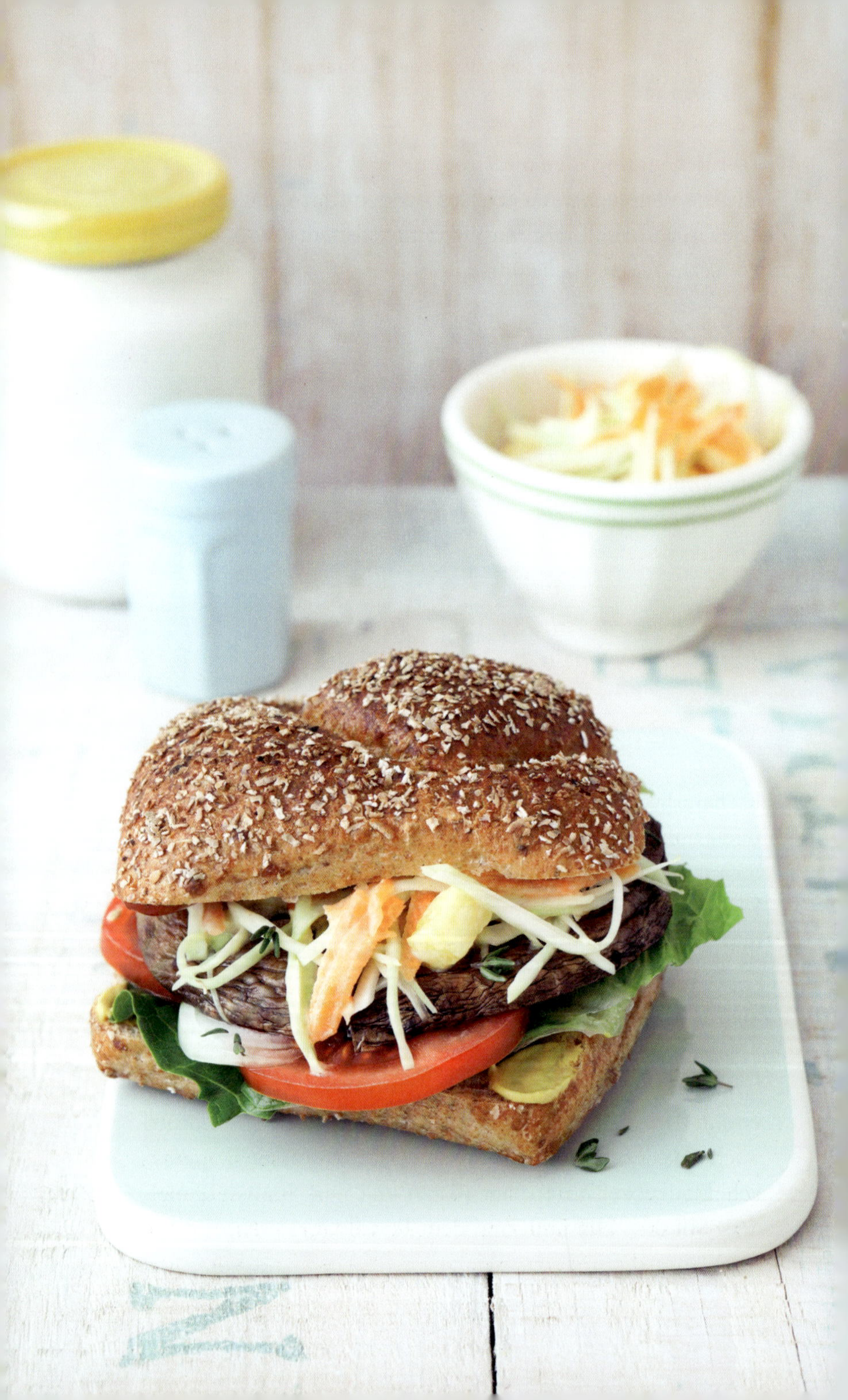

Portobello-Burger mit Cole Slaw

Natürlich könnte man das Fleisch für den Klops einfach durch Grünkern ersetzen. Aber mit Pilz schmeckt's noch besser.

Für 2 Portionen:

Für den Cole Slaw:

50 g Weißkohl
1 kleine Möhre
1 Scheibe frische Ananas
1 EL Sojajoghurt
1 TL Senf
1 EL Zitronensaft
Salz

Für die Burger:

2 Portobello-Pilze (Riesenchampignons)
2 Knoblauchzehen
1 EL Olivenöl
2 Thymianzweige
Salz, Pfeffer
½ Zwiebel
1 kleine Tomate
2 Salatblätter
2 Vollkornbrötchen
2 TL Senf
2 TL Ketchup

1. Für den Cole Slaw den Weißkohl waschen und fein hobeln. Möhre schälen, die Enden abschneiden, grob raspeln. Ananas schälen und in Würfel schneiden. Alles in eine Schüssel geben.
2. Sojajoghurt, Senf und Zitronensaft verrühren. Kräftig salzen. Über die anderen Salatzutaten geben und vorsichtig

unterheben. Mindestens 30 Minuten ziehen lassen und vor dem Servieren nochmals nach Belieben mit Senf, Zitronensaft und Salz abschmecken.

3. Währenddessen die Stiele der Riesenchampignons herausdrehen und die Hüte mit Küchenpapier sauber reiben. Knoblauch schälen und in feine Scheiben schneiden.
4. Öl in der Pfanne erhitzen. Die Pilzköpfe mit den Lamellen nach oben hineinlegen. Mit Knoblauch und abgezupften Thymianblättchen bestreuen, salzen und pfeffern.
5. Einen Teller auf die Pilze stellen und mit einem Gewicht (zum Beispiel einer Konservendose) beschweren. Die Temperatur herunterdrehen und die Pilze bei schwacher Hitze 15 Minuten garen. Gewicht und Teller herunternehmen, die Pilze wenden, wieder beschweren und weiter 15 Minuten garen.
6. Zwiebel schälen und in feine Ringe schneiden. Tomate waschen und in Scheiben schneiden. Salat waschen und trocken schleudern.
7. Die Pilze aus der Pfanne nehmen und warm stellen. Brötchen halbieren und im Toaster ganz leicht anrösten. Dann mit den Schnittflächen nach unten in die Pfanne drücken, damit sie die restliche Garflüssigkeit aufsaugen.
8. Je 2 Hälften mit Senf, die anderen mit Ketchup bestreichen. Die beiden unteren Hälften mit Salat, Tomaten- und Zwiebelringen belegen und zuletzt die Pilze daraufsetzen. Die oberen Brötchenhälften auflegen.

Salzkartoffeln mit Leinöl und scharfem Spinat

Wer bisher eher einen Bogen um Spinat gemacht hat, sollte es einmal mit dieser scharf-fruchtigen Variante probieren.

Für 2 Portionen:

4 bis 6 Kartoffeln (je nach Größe)
Salz
1 kleine Zwiebel
¼ bis ½ rote Chilischote
4 getrocknete Cranberrys
1 EL Rapsöl
250 g TK-Spinat (kein Rahmspinat!)
1 EL Mandelblättchen
2 EL Leinöl
1 EL Schnittlauchröllchen

1. Die Kartoffeln waschen und in einen Topf geben. So viel Wasser zugeben, dass die Kartoffeln gerade bedeckt sind. Salz zufügen. Zum Kochen bringen, die Temperatur reduzieren und bei mittlerer Hitze 15 bis 20 Minuten garen.
2. Zwiebel schälen und fein würfeln. Chili waschen, putzen und in schmale Ringe schneiden. Cranberrys fein hacken.
3. In einem Topf das Rapsöl erhitzen und die Zwiebel darin andünsten. Spinat zugeben und auf kleiner Flamme auftauen lassen. Salzen und die Chiliringe unterrühren.
4. Mandelblättchen in einer Pfanne ohne Fett goldgelb rösten.
5. Die Kartoffeln abdampfen lassen, pellen, auf Tellern anrichten und mit der Gabel leicht zerteilen. Mit je 1 EL Leinöl beträufeln und mit Schnittlauchröllchen garnieren. Spinat daneben auf den Teller geben und mit gehackten Cranberrys und gerösteten Mandeln bestreuen.

Kichererbsensuppe

Fast schon ein Eintopf. Wer es ein bisschen flüssiger mag, gibt einfach noch mehr Brühe dazu.

Für 2 Portionen:

1 kleine Dose Kichererbsen (400 g)
¼ rote Paprikaschote
je ½ TL Kreuzkümmel und Koriandersamen
¼ TL Chiliflocken
350 ml Gemüsebrühe
1 TL Tahin
1 gestrichener TL Vollrohrzucker
1 Handvoll gehackte Petersilie
Salz
2 TL Sesamsamen

1. Kircherbsen in ein Sieb geben und gründlich mit kaltem Wasser abbrausen. Paprikaschote waschen und in sehr feine Würfel schneiden.
2. Kreuzkümmel, Koriander und Chili im Mörser zerstoßen. In einem Topf rösten, bis es leicht raucht. Kichererbsen dazugeben und kurz mitrösten.
3. Brühe angießen und zum Kochen bringen. Vom Herd nehmen und mit dem Pürierstab nicht zu fein pürieren. Es sollen noch kleine Stückchen zu sehen sein. Tahin und Vollrohrzucker unterrühren.
4. Paprikawürfel und Petersilie unterrühren und in der Suppe warm werden lassen. Nach Geschmack mit etwas Salz nachwürzen.
5. Sesam ohne Fett in einer kleinen Pfanne rösten, bis er knackt. Die Suppe auf zwei Schälchen verteilen und mit geröstetem Sesam bestreuen.

Kokos-Kürbis-Suppe

Kürbissuppe einmal nicht breiig dick, sondern schön leicht und sämig.

Für 2 Portionen:

300 g Kürbis
500 ml Gemüsebrühe
125 ml Kokosmilch
1 Msp. rote Currypaste
Salz
eventuell 1 TL Kurkuma
1 EL Kokosraspel
2 EL gehacktes Koriandergrün

1. Kürbis waschen, halbieren und schälen (Ausnahme: Hokkaidokürbis mit Schale weiterverarbeiten). Die Kerne und den faserigen Innenteil mit einem Messer herausschneiden. Das Fruchtfleisch würfeln.
2. Gemüsebrühe in einem Topf zum Kochen bringen und die Kürbiswürfel darin bei mittlerer Hitze etwa 20 Minuten weich kochen.
3. Kürbis und Brühe im Mixer oder mit dem Pürierstab fein pürieren. Kokosmilch zugeben. Mit Currypaste und eventuell etwas Salz würzen. Wenn der Kürbis sehr hell war, eventuell mit Kurkuma für etwas mehr Farbe sorgen.
4. Kokosraspel ohne Fett in einer beschichteten Pfanne leicht Farbe annehmen lassen. Suppe auf Teller verteilen und mit gerösteten Kokosraspeln und Koriander garnieren.

Rotes Linsencurry mit Dinkelchapati

Wenn es schnell gehen soll, schmeckt zum Curry statt der selbstgebackenen Chapati auch eine Scheibe geröstetes Bauernbrot.

Für 2 Portionen:

Für die Chapati:

75 g Dinkelmehl (Typ 630)
1 TL Rapsöl
Salz
Kreuzkümmel oder schwarzer Sesam

Für das Linsencurry:

200 g rote Linsen
1 Handvoll Cocktailtomaten
½ Zwiebel
2 kleine Knoblauchzehen
1 TL Rapsöl
1 TL Currypulver
1 TL Tomatenmark
500 ml Gemüsebrühe
½ Becher Sojajoghurt natur (circa 60 g)
Salz, Pfeffer
Cayennepfeffer

1. Für den Chapatiteig Mehl mit Rapsöl, 1 kräftiger Prise Salz und 30 ml lauwarmem Wasser zu einem festen, aber geschmeidigen Teig verkneten. In Frischhaltefolie einschlagen und 10 Minuten ruhen lassen.
2. Währenddessen Linsen in einem Sieb mit kaltem Wasser abbrausen. Cocktailtomaten waschen und halbieren. Zwiebel und 1 Knoblauchzehe schälen und fein würfeln.

3. Rapsöl in einem kleinen Topf erhitzen und Zwiebeln und Knoblauch darin glasig dünsten. Mit Currypulver bestäuben und das Tomatenmark einrühren. Linsen zugeben und mit Gemüsebrühe aufgießen. Einmal aufkochen lassen, dann die Temperatur herunterregeln und die Linsen auf kleiner Flamme circa 10 Minuten garen.
4. Chapatiteig in vier Teile teilen und diese auf einer bemehlten Arbeitsfläche zu kleinen Fladen ausrollen. Mit Kreuzkümmel oder schwarzem Sesam bestreuen und ein letztes Mal darüberrollen.
5. Eine Pfanne ohne Fett erhitzen und darin die Fladen nacheinander von jeder Seite 1 bis 2 Minuten braten, bis sich dunkle Blasen bilden.
6. Sojajoghurt mit Salz und Pfeffer würzen. Die verbliebene Knoblauchzehe dazupressen.
7. Das Linsencurry nach Geschmack mit Salz und Cayennepfeffer abschmecken. Die Cocktailtomaten untermischen. Mit Joghurt und Chapati servieren.

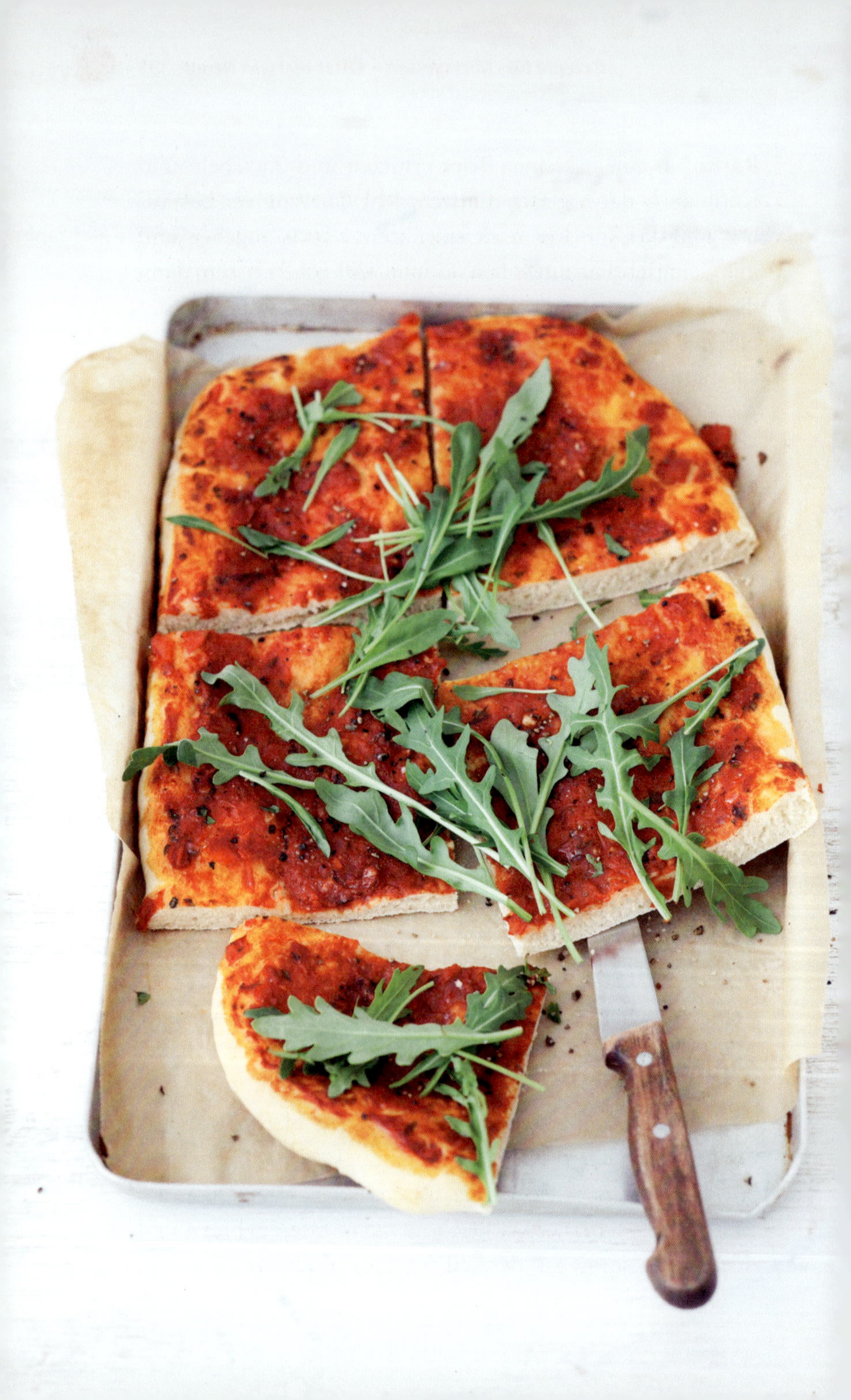

Rucola-Pizza

Pizza muss keine Kalorienbombe sein. Und wenn sie mit viel würzigem Rucola belegt wird (oder zur Abwechslung vor dem Backen mit dünn gehobelten Zucchini oder frischen Tomaten), vermisst auch niemand den Käse.

Für 2 Portionen:

300 g Dinkelmehl (Typ 630)
½ Päckchen Trockenhefe
Salz
1 EL Olivenöl
3 Zweige Basilikum
½ Dose Pizzatomaten (circa 200 g)
1 kleine Knoblauchzehe
1 Bund Rucola

1. Mehl mit Trockenhefe und ½ TL Salz in einer Schüssel mischen. Öl und 175 ml lauwarmes Wasser zugeben und zu einem geschmeidigen Teig kneten. Zugedeckt an einem warmen Ort 20 Minuten gehen lassen.
2. Teig auf einem mit Backpapier ausgelegten Backblech ausrollen, nochmals abdecken und weitere 15 Minuten gehen lassen. Backofen auf 200 °C vorheizen.
3. Basilikum waschen und trocken tupfen. Die Blättchen abzupfen und hacken. Tomaten in einem Schüsselchen mit Salz und gehacktem Basilikum verrühren. Knoblauch schälen und dazupressen.
4. Tomaten auf dem Pizzaboden verteilen, das Blech in den heißen Ofen schieben und die Pizza circa 20 Minuten backen.
5. Rucola – lange Stiele vorher abschneiden – waschen und trocken schleudern. Das Blech aus dem Ofen nehmen und den Rucola sofort auf der heißen Pizza verteilen.

Gemüseeintopf mit weißen Bohnen und Pistou

Schmeckt wie alle Eintöpfe am besten, wenn man ihn noch einmal aufwärmt. Also ruhig die doppelte Portion kochen. Nur das Pistou sollte immer ganz frisch zubereitet werden.

Für 2 Portionen:

1 kleine Möhre
1 kleine Pastinake
2 Kartoffeln
½ Stange Lauch
2 Blätter Weißkohl
2 Champignons
500 ml Gemüsebrühe
3 Zweige glatte Petersilie
½ kleine Knoblauchzehe
1 EL Olivenöl
Salz, Pfeffer
1 kleine Tomate
½ kleine Dose weiße Bohnen (circa 200 g)
4 Blätter Liebstöckel

1. Möhre, Pastinake und Kartoffeln schälen und in Stücke schneiden. Lauch putzen und in Ringe schneiden. Kohlblätter waschen und in schmale Streifen schneiden. Pilze mit Küchenkrepp abreiben, die Stiele entfernen und die Köpfe in Stücke schneiden.
2. Gemüsebrühe zum Kochen bringen. Das klein geschnittene Gemüse zugeben. Die Temperatur herunterdrehen und das Gemüse bei mittlerer Hitze circa 15 Minuten weich garen.
3. Währenddessen für das Pistou die Petersilie waschen und trocken tupfen. Die Blättchen abzupfen und in sehr feine Streifen schneiden oder im Mörser pürieren. Knoblauch

schälen und dazupressen. Öl unterrühren und mit Salz und Pfeffer würzen.

4. Tomate waschen, mit einem geriffelten Sparschäler häuten und vierteln. Die Kerne entfernen und das Fruchtfleisch in winzige Würfel schneiden. Zum Pistou geben.
5. Die Bohnen in einem Sieb abspülen. Wenn das Gemüse gar ist, die Bohnen und den Liebstöckel zugeben und 1 Minute bei kleiner Hitze mitkochen. Auf Teller verteilen und mit je einem Klecks Pistou garnieren

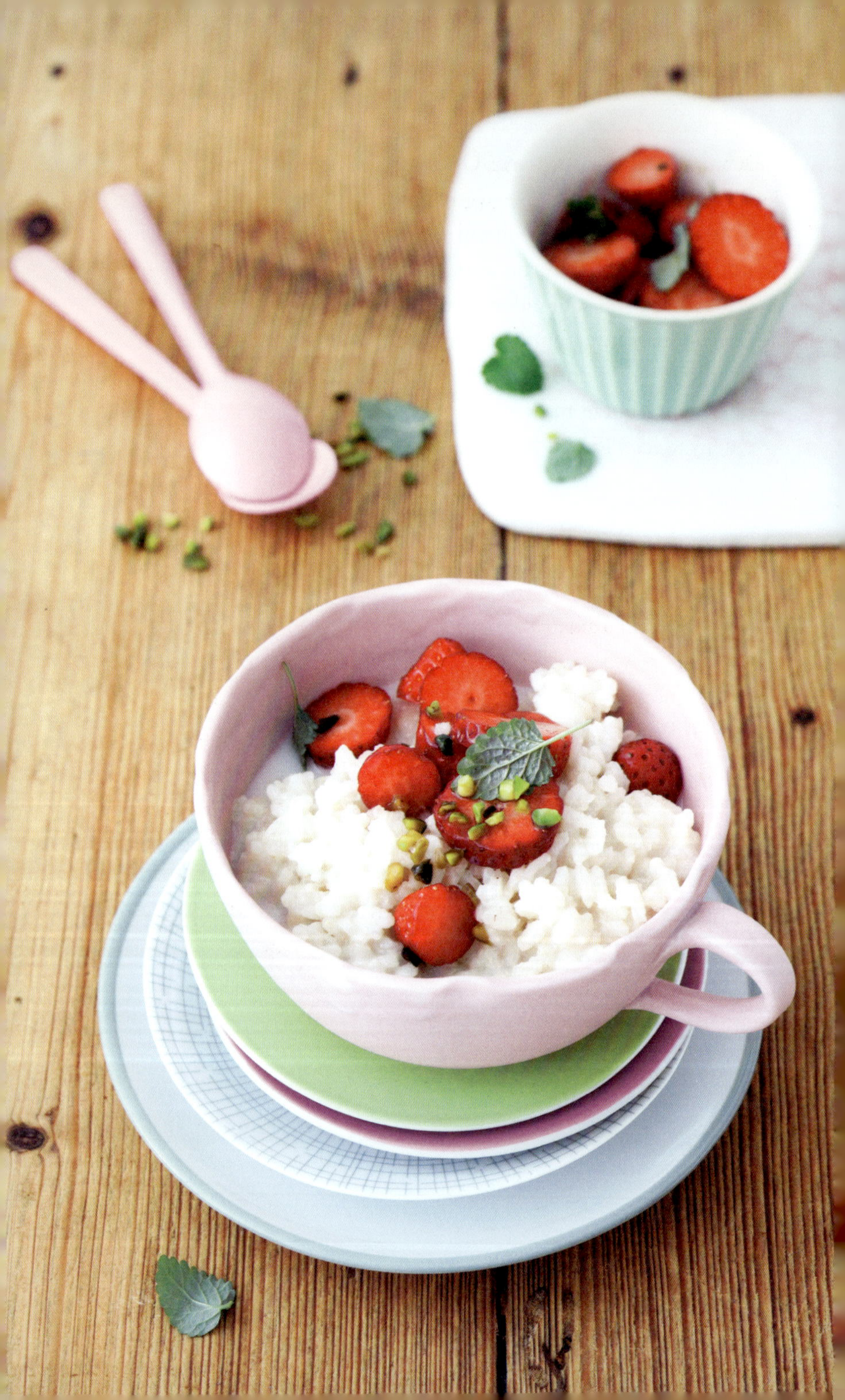

Milchreis mit Erdbeerragout

Für alle, die auch mal Lust auf etwas Süßes haben.

Für 2 Portionen:

125 g Milchreis
500 ml Reisdrink
Salz
125 g Erdbeeren
1 TL Agavendicksaft
1 Zweig Zitronenmelisse
1 EL Vollrohrzucker
1 EL gehackte Pistazien

1. Milchreis mit Reisdrink und 1 Prise Salz in einem Topf zum Kochen bringen und anschließend auf kleiner Flamme 20 bis 30 Minuten quellen lassen. Falls die Flüssigkeit verdunstet, ehe der Reis weich ist, nochmals heißen Reisdrink angießen.
2. Währenddessen die Erdbeeren putzen, waschen und vierteln. In einem Schälchen mit 1 TL Agavendicksaft beträufeln, Zitronenmelisse zugeben, durchmischen und ziehen lassen.
3. Den fertigen Milchreis mit Vollrohrzucker süßen und in Schälchen oder Gläser füllen. Erdbeerragout darüber verteilen und alles mit gehackten Pistazien bestreuen.

Graupennocken mit Apfelkompott

Schmeckt auch zum Frühstück gut.

Für 2 Portionen:

60 g Rollgerste
250 ml Haferdrink
Salz
10 Haselnusskerne
2 Äpfel
100 ml Apfelsaft
1 TL Lebkuchengewürz
1 TL Stärke
1 TL Ahornsirup

1. Rollgerste mit Haferdrink und 1 Prise Salz aufkochen und bei mittlerer Hitze etwa 15 bis 20 Minuten eben köcheln lassen, bis die Flüssigkeit aufgesaugt ist. Die Graupen sollten weich sein, aber noch deutlich Biss haben. Falls die Graupen noch zu hart sind, ein bisschen Haferdrink angießen und einige Minuten weiterköcheln lassen.
2. Die Äpfel waschen und vierteln. Die Kerngehäuse entfernen und das Fruchtfleisch in dünne Scheiben schneiden. Mit Apfelsaft und Lebkuchengewürz in einem kleinen Topf 3 bis 5 Minuten weich dünsten. Stärke mit 1 TL Wasser anrühren und ins Kompott geben. Noch einmal kurz aufkochen lassen. Vom Herd nehmen und den Ahornsirup unterrühren.
3. Haselnusskerne grob hacken und ohne Fett in einer Pfanne rösten, bis sie zu duften beginnen.
4. Apfelkompott auf 2 Dessertteller verteilen. Die Graupen mit 2 Esslöffeln zu Nocken formen und je 2 Nocken auf das Kompott setzen. Mit gerösteten Haselnüssen bestreuen.

Rezepte fürs Abendessen – Auf die Plätze, Fettverbrennung, los!

Unser Stoffwechsel läuft auch nachts auf Hochtouren. Damit Sie jetzt richtig viel Fett verbrennen, darf kein Insulin im Blut herumschwimmen. Und das bedeutet: keine Kohlenhydrate zum Abendessen. Zum Glück lässt sich Gemüse so vielfältig zubereiten, dass Nudeln und Brot gar nicht fehlen. Und für den ganz großen Hunger gibt es Tofu oder Seitan, die sehr viel Eiweiß enthalten und daher gut sättigen. Wer trotzdem das Gefühl hat, abends nie richtig satt zu werden, kann vor dem Essen eine Tasse heiße Gemüsebrühe trinken oder erst einmal eine Handvoll Rohkostgemüse mit einem Dip aus Sojajoghurt, Salz, Pfeffer, Knoblauch und vielen frisch gehackten Kräutern knabbern. Oft hilft es aber auch schon, 10 Minuten vor dem Essen einfach ein Glas stilles Wasser zu trinken. Ein Dessert oder Obst als Nachtisch sind leider tabu, wenn Sie auf Kohlenhydrate verzichten wollen!

Austernpilze auf asiatischem Kräutersalat

Der Kräutersalat ist auch eine tolle Beilage zu gebratenem Tofu.

Für 2 Portionen:

6 bis 8 Blatt grüner Salat (zum Beispiel Römersalat)
4 Zweige Thaibasilikum
2 Zweige Thaiminze
4 Zweige Koriander
200 g Austernpilze
1 Knoblauchzehe
1 TL Rapsöl
Salz
1 EL Zitronensaft
2 EL Sojasoße
1 EL Sesamöl
frische Chiliringe (nach Belieben)

1. Salat waschen, trocken schleudern und in mundgerechte Stücke zupfen. Die Kräuter waschen und trocken schwenken. Die Blätter abzupfen und etwas zerrupfen oder in Streifen schneiden. In einer Schüssel mischen.
2. Austernpilze putzen, eventuell kurz unter kaltem Wasser abbrausen, trocken tupfen und in Scheiben schneiden. Knoblauch schälen und fein hacken.
3. Das Rapsöl in einer beschichteten Pfanne erhitzen und die Austernpilze etwa 5 Minuten unter Rühren darin braten. Salzen, Knoblauch zugeben und noch etwa 1 Minute mitbraten.
4. Zitronensaft, Sojasoße und Sesamöl verrühren. Über den Salat geben und untermischen.
5. Salat auf Teller verteilen und die gebratenen Austernpilze darauf anrichten. Nach Belieben mit Chiliringen garnieren.

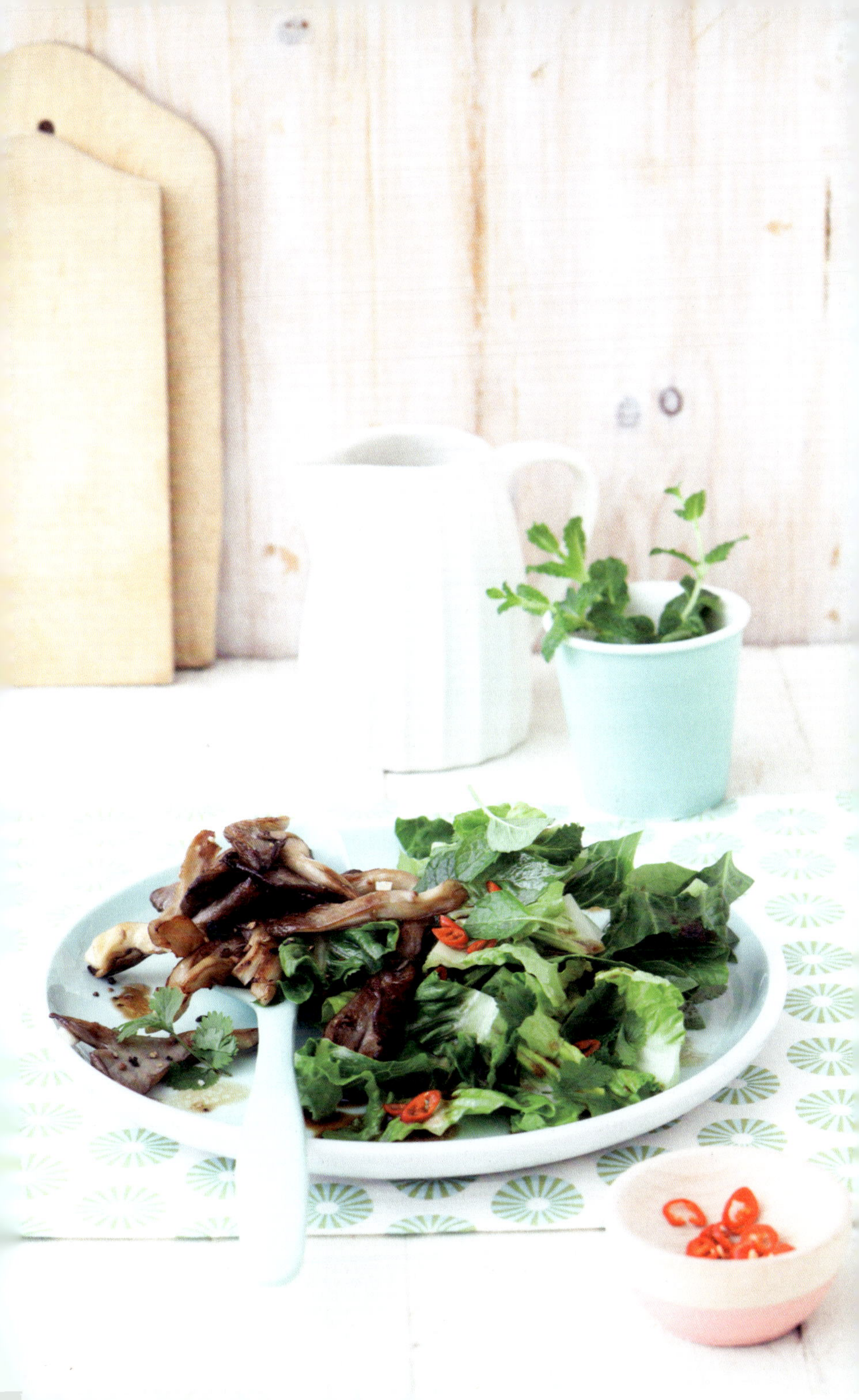

Asiasalat mit Sesamtofu

Vorsicht, der Sesam darf beim Braten nicht zu heiß werden, sonst schmeckt er schnell bitter.

Für 2 Portionen:

2 Stangen Staudensellerie
1 Zucchino oder Gurke
1 Tomate
1 Päckchen Räuchertofu (250 g)
2 EL Sojasoße
5 bis 6 EL Sesamsamen
2 EL Rapsöl
1 bis 2 EL Weißweinessig
¼ frische rote Chilischote

1. Das Gemüse waschen und putzen (Gurke nicht schälen). Zucchino oder Gurke erst der Länge nach in Scheiben, dann in schmale Stifte schneiden. Staudensellerie in dünne Scheiben schneiden. Tomate klein würfeln.
2. Räuchertofu in Würfel schneiden. Sojasoße in ein Schüsselchen geben. Sesamsamen auf einen flachen Teller streuen.
3. Tofuwürfel erst in Sojasoße, dann in Sesam wenden. In einer beschichteten Pfanne 1 EL Öl erhitzen. Die panierten Tofuwürfel auf kleiner Hitze darin braten, bis der Sesam Farbe annimmt. Zwischendurch vorsichtig wenden.
4. Für das Dressing die verbliebene Sojasoße mit dem restlichen Rapsöl verrühren. Chilischote ohne Kerne in feine Ringe schneiden und dazugeben.
5. Das vorbereitete Gemüse in einer Schüssel mit dem Dressing vermengen und auf 2 Teller verteilen. Den Tofu daraufgeben. Eventuell mit dem restlichen Sesam aus der Pfanne garnieren.

Bunter Salat mit Pilzen und Zucchini

Hier sorgt das »Arabia-Dressing« für eine besondere Note.

Für 2 Portionen:

½ Salatkopf
1 Zucchino
1 Möhre
1 kleines Stück Rettich (ersatzweise 5 Radieschen)
1 bis 2 Tomaten
1 bis 2 Stangen Staudensellerie (mit Grün)
5 bis 6 Champignons
1 TL Rapsöl
1 Handvoll Walnusshälften
1 EL Harissapaste, je nach Geschmack auch mehr
1 EL Zitronensaft
½ Knoblauchzehe
Salz, Kreuzkümmel

1. Salat waschen, trocken schleudern und in mundgerechte Stücke zupfen. Das restliche Gemüse waschen und putzen. Zucchino in etwa 1 cm dicke Scheiben schneiden. Möhre und Rettich schälen und fein hobeln. Tomaten achteln. Selleriestangen in Scheiben schneiden, das Grün hacken. Champignons in feine Scheiben schneiden.
2. Zucchini in einer beschichteten Pfanne in Rapsöl leicht bräunen. Mit den restlichen Salatzutaten in eine Schüssel geben.
3. Walnüsse ohne Fett in einer weiteren Pfanne rösten, bis sie duften und leicht Farbe annehmen.
4. Harissa und Zitronensaft mit 3 EL Wasser verrühren. Knoblauch schälen und dazupressen. Mit Salz und Kreuzkümmel abschmecken. Über den Salat geben und alles vorsichtig vermengen. Mit den gerösteten Walnusshälften bestreuen.

Grüner Papayasalat mit Thaibohnen und Erdnüssen

Thaibohnen isst man im Gegensatz zu hiesigen grünen Bohnen roh. Wenn Sie die langen Schoten nicht bekommen, können Sie auch eine Handvoll rohe Zuckerschoten in den Salat schneiden.

Für 2 Portionen:

1 große Knoblauchzehe
¼ bis ½ frische rote Chilischote, Salz
20 g geröstete Erdnüsse (ungesalzen)
1 grüne Papaya (aus dem Asialaden)
2 bis 3 Cocktailtomaten
2 Thaibohnen (aus dem Asialaden)
1 EL Weißweinessig
2 EL Limettensaft
1 TL Vollrohrzucker

1. Knoblauch, Chilischote, 1 Prise Salz und 10 g Erdnüsse im Mörser zu einer dicken Paste zerstoßen.
2. Papaya der Länge nach halbieren und die noch weißen Kerne mit einem Löffel herausschaben (am besten über der Spüle, denn dabei springen schon viele kleine Kerne heraus). Papaya schälen und grob raffeln.
3. Cocktailtomaten waschen und in Würfel schneiden. Thaibohnen waschen, die Enden abknipsen und die Bohnen in etwa 2 cm große Stücke schneiden.
4. Essig, Limettensaft und Vollrohrzucker verrühren, bis sich der Zucker gelöst hat.
5. Papayaraspel in einer großen Schüssel mit der Erdnusspaste und der Essig-Limettensaft-Mischung gründlich vermengen. Tomaten und Bohnen unterheben. Eventuell noch einmal mit Salz und Limettensaft abschmecken. Die restlichen Erdnüsse grob hacken und über den Salat streuen.

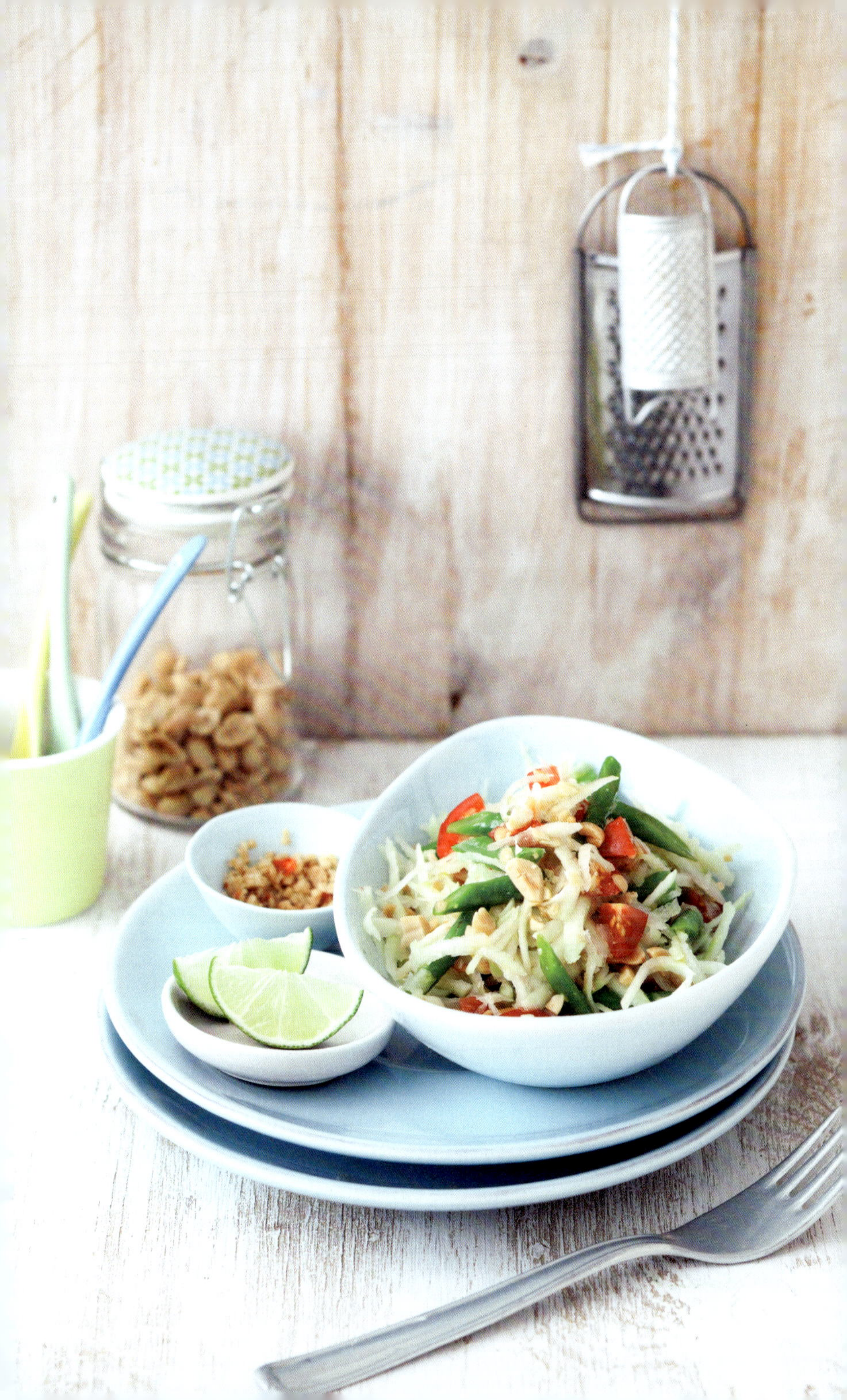

Rohkostplatte mit Guacamole

Der leckere Avocadodip mal nicht zu fettigen Chips, sondern zu knackigem Gemüse.

Für 2 Portionen:

1 Avocado
Limettensaft
1 Tomate
¼ bis ½ frische rote Chilischote (ersatzweise 1 bis 2 Msp. Chilipulver)
4 Zweige frischer Koriander
Salz
2 Möhren
1 Paprikaschote
1 Gurke
2 Stangen Staudensellerie
4 Radieschen

1. Den Stein aus der Avocado lösen, das Fruchtfleisch in ein Schälchen löffeln. Mit etwas Limettensaft zerdrücken.
2. Tomate waschen und die Haut mit einem Sparschäler mit gezahnter Klinge abziehen. Tomate vierteln, die Kerne herauskratzen und das Fruchtfleisch in kleine Würfel schneiden.
3. Chilischote waschen und in hauchdünne Scheiben schneiden. Koriander kurz unter kaltem Wasser abbrausen, trocken tupfen und die Blättchen abzupfen.
4. Chiliringe, Tomatenwürfel und Koriandergrün unter die Avocadocreme rühren. Nach Geschmack mit etwas Salz würzen und mit weiterem Limettensaft abschmecken.
5. Möhren, Paprikaschote, Gurke, Staudensellerie und Radieschen waschen, putzen, gegebenenfalls schälen und in mundgerechte Stücke schneiden. Zur Guacamole reichen.

Salat »griechische Art«

Die Zutaten für diesen Salat können variieren. Nur Oliven, Cashewkerne und Zwiebelringe sollten immer dabei sein.

Für 2 Portionen:

100 g Bratpaprika
grobes Meersalz
150 g Eisbergsalat
je 2 Tomaten und Möhren
½ Bio-Gurke
1 rote Zwiebel
½ Bund Petersilie
10 Oliven
30 g Cashewkerne (Nüsse eventuell halbieren)
2 EL Essig
1 bis 2 EL Olivenöl
Salz, Pfeffer

1. Bratpaprika waschen und trocken tupfen. Ohne Öl in einer beschichteten Pfanne von allen Seiten auf mittlerer Hitze rösten, bis die Haut Blasen wirft. Mit grobem Meersalz bestreuen und beiseitestellen.
2. Eisbergsalat waschen, trocken schleudern und in mundgerechte Stücke zupfen. Tomaten waschen und würfeln. Möhren schälen, Gurke waschen und beides in dünne Scheiben schneiden. Zwiebel schälen und in nicht zu feine Ringe schneiden. Alles in eine große Schüssel geben.
3. Petersilie waschen und trocken schleudern. Die Blättchen abzupfen. Mit Oliven, Cashewkernen und Bratpaprika zum Salat geben.
4. Essig und Öl verrühren, salzen und pfeffern. Über den Salat geben und alle Zutaten vorsichtig miteinander vermischen.

Bohnen-Tomaten-Salat mit Avocado und gerösteten Pinienkernen

Der Salat lässt sich gut vorbereiten. Die Avocado sollte aber immer erst kurz vor dem Servieren dazukommen, weil sie sonst braun wird.

Für 2 Portionen:

350 g grüne Bohnen
2 Tomaten
3 getrocknete Tomaten (ohne Öl)
½ Zwiebel
½ Avocado
2 EL Pinienkerne
1 EL Essig
1 EL Rapsöl
Salz, Pfeffer, Zucker

1. Bohnen putzen, waschen und in etwas Salzwasser etwa 5 bis 7 Minuten bissfest garen.
2. Tomaten waschen, putzen und würfeln. Getrocknete Tomaten in Streifen schneiden. Zwiebel schälen und fein hacken. Avocado schälen und in etwa 2 cm große Würfel schneiden.
3. Pinienkerne in einer beschichteten Pfanne ohne Fett goldbraun rösten.
4. Für das Dressing Essig und Rapsöl verrühren und mit Salz, Pfeffer und einer winzigen Prise Zucker würzen.
5. Bohnen, Tomaten, getrocknete Tomaten und Zwiebeln in eine Schüssel geben und mit dem Dressing vermengen. Zum Schluss vorsichtig die Avocadowürfel unterheben und alles mit gerösteten Pinienkernen bestreuen.

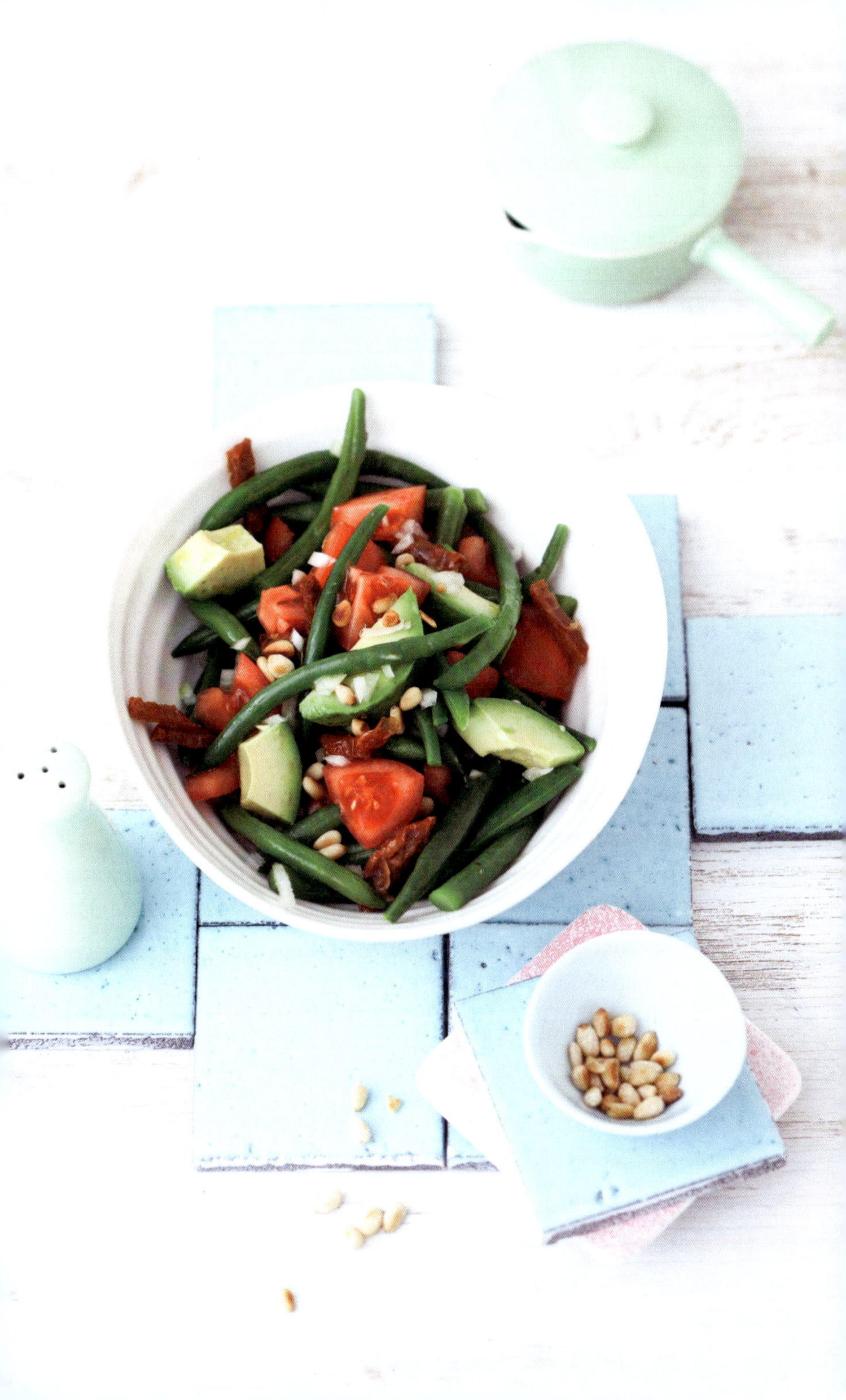

Zucchinirohkost mit Tomatenvinaigrette

Eine raffinierte Alternative zum klassischen Rohkostgemüse mit Dip!

Für 2 Portionen:

2 Zucchini
200 g Cocktailtomaten
5 bis 6 Zweige Basilikum
2 Zweige Thaiminze
2 EL Olivenöl
Salz, Pfeffer
1 EL Tomatenpesto (aus dem Glas)
2 EL Weißweinessig

1. Zucchini waschen, putzen und mit dem Sparschäler der Länge nach in sehr dünne Schieben schneiden.
2. Cocktailtomaten waschen und in kleine Würfel schneiden. Basilikum und Minze waschen und trocken schwenken. Die Blättchen abzupfen und in feine Streifen schneiden.
3. In einer großen Schüssel Zucchini und Kräuter mit Olivenöl vermischen. Leicht salzen und kräftig pfeffern.
4. In einem Schälchen Tomatenpesto und Essig verrühren. Die Tomatenwürfelchen untermischen.
5. Zucchini auf 2 Teller verteilen und jeweils die Hälfte der Tomatenvinaigrette in die Mitte geben.

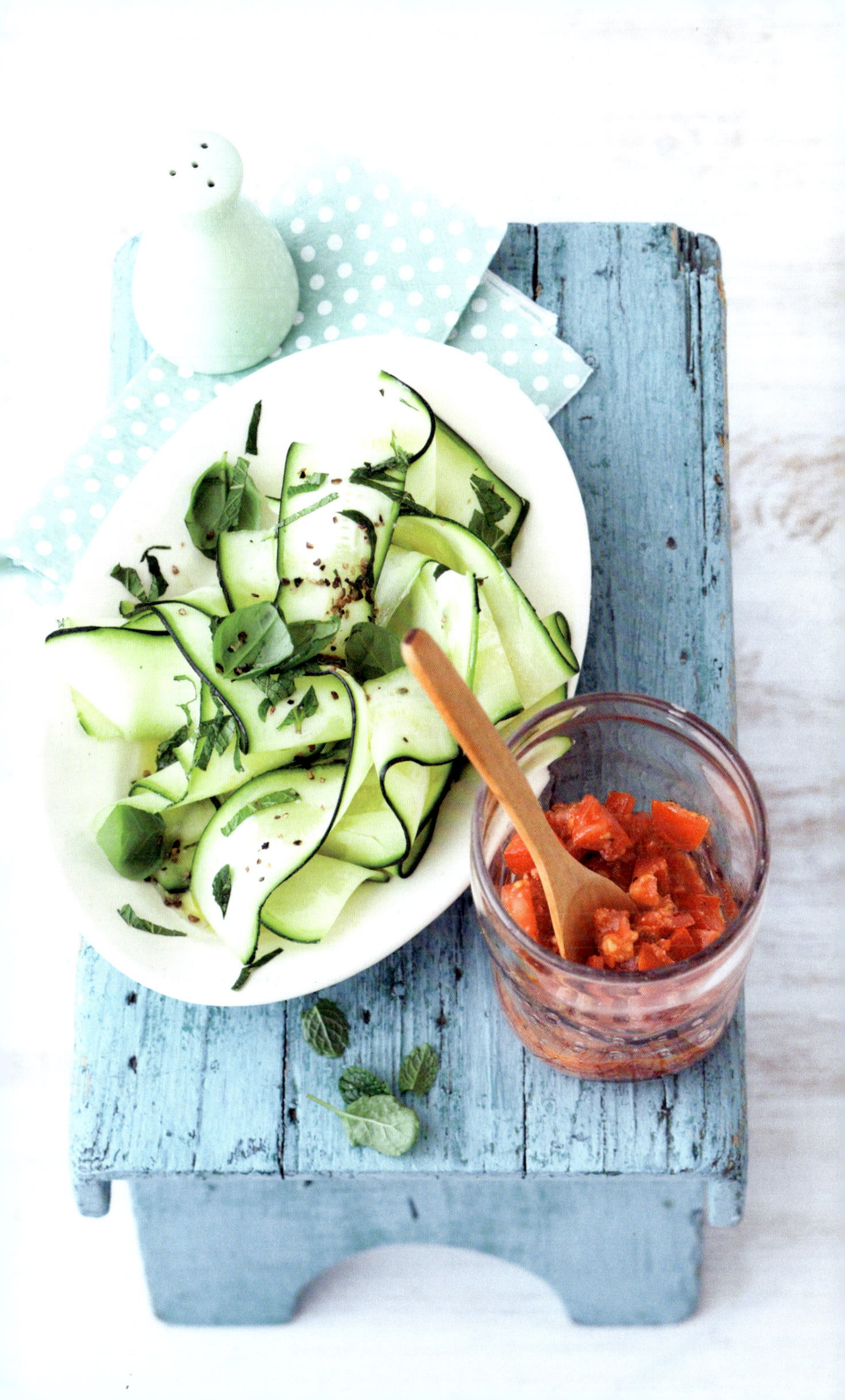

Salat mit gegrilltem Gemüse

Durch das gegrillte und gebratene Gemüse bekommt der Salat ein unvergleichliches Röstaroma.

Für 2 Portionen:

1 große rote Paprika
2 Zucchini
2 EL Olivenöl
½ Knoblauchzehe
125 g Rucola
50 g Babymangold
1 EL Balsamicoessig
Salz, Pfeffer
1 EL Pinienkerne

1. Paprika waschen. Den Backofen auf Grill stellen und die Paprika auf der obersten Schiene grillen, bis die Haut dunkle Blasen wirft. Dabei immer wieder mal umdrehen. Herausnehmen und in ein feuchtes Geschirrhandtuch wickeln.
2. Zucchini waschen, putzen und in etwa 5 cm große Stücke schneiden. In einer beschichteten Pfanne in 1 TL Olivenöl anbraten. Knoblauch schälen und dazupressen.
3. Abgekühlte Paprika aus dem Tuch wickeln und die verbrannte Haut mit den Fingern oder einem kleinen Messer abziehen. Das Fruchtfleisch in Streifen schneiden. Dabei die kleinen Kerne, dicken Stege und den Stielansatz entfernen.
4. Rucola und Babymangold waschen, verlesen und trocken schleudern. Mit Zucchinistücken und Paprikastreifen in eine Schüssel geben. Balsamicoessig und restliches Olivenöl mit Salz und Pfeffer verrühren. Über den Salat träufeln.
5. Pinienkerne in einer beschichteten Pfanne ohne Öl goldgelb rösten. Noch warm über den Salat streuen.

Sellerieschnitzel mit Möhrensalat

Sellerie erlebt gerade ein Comeback in der Küche. Zu Recht, wie dieses Rezept zeigt.

Für 2 Portionen:

1 Knollensellerie
Salz, Pfeffer
20 g geriebene Haselnüsse
2 EL Rapsöl
2 Möhren
2 EL Sojajoghurt natur
1 TL Senf
1 EL Zitronensaft

1. Sellerie schälen und in circa 1,5 cm dicke Scheiben schneiden. In einem Topf Salzwasser zum Kochen bringen und den Sellerie darin 3 Minuten garen. Abgießen und mit Küchenkrepp trocken tupfen. Salzen und pfeffern.
2. Die Selleriescheiben in geriebenen Nüssen wenden. Das Rapsöl in einer beschichteten Pfanne erhitzen und die Sellerieschnitzel darin bei mittlerer Hitze von jeder Seite 2 Minuten braten.
3. In der Zwischenzeit die Möhren schälen und raspeln. Sojajoghurt, Senf und Zitronensaft verrühren. Mit Salz und Pfeffer würzen und unter die geraspelten Möhren mischen. Zu den Sellerieschnitzeln reichen.

Gegrillte Champignonköpfe mit Selleriestampf

Das Grillaroma der Pilze passt perfekt zum erdigen Geschmack des Selleries.

Für 2 Portionen:

6 Champignonköpfe
Salz, Pfeffer
1 Knoblauchzehe
einige Zweige Petersilie
2 EL Olivenöl
1 kleiner Knollensellerie
geriebene Muskatnuss

1. Den Backofen auf 200 °C vorheizen. Champignons putzen und die Stiele herausdrehen. Pilzköpfe mit der Unterseite nach oben in eine kleine feuerfeste Form setzen. Salzen und pfeffern.
2. Knoblauch schälen und klein würfeln. Petersilie abbrausen und trocken schwenken. Die Blättchen abzupfen und fein hacken. Petersilie und Knoblauch in die Pilzköpfe streuen. Etwas Petersilie zum Garnieren aufheben.
3. Champignons mit Öl beträufeln und im heißen Ofen 10 bis 15 Minuten backen.
4. In der Zwischenzeit den Sellerie schälen und in Würfel schneiden. In wenig kochendem Salzwasser etwa 10 Minuten weich garen. Sellerie abgießen und zerstampfen. Mit geriebener Muskatnuss und Salz würzen.
5. Champignonköpfe mit Selleriestampf auf Tellern anrichten und mit Petersilie garnieren.

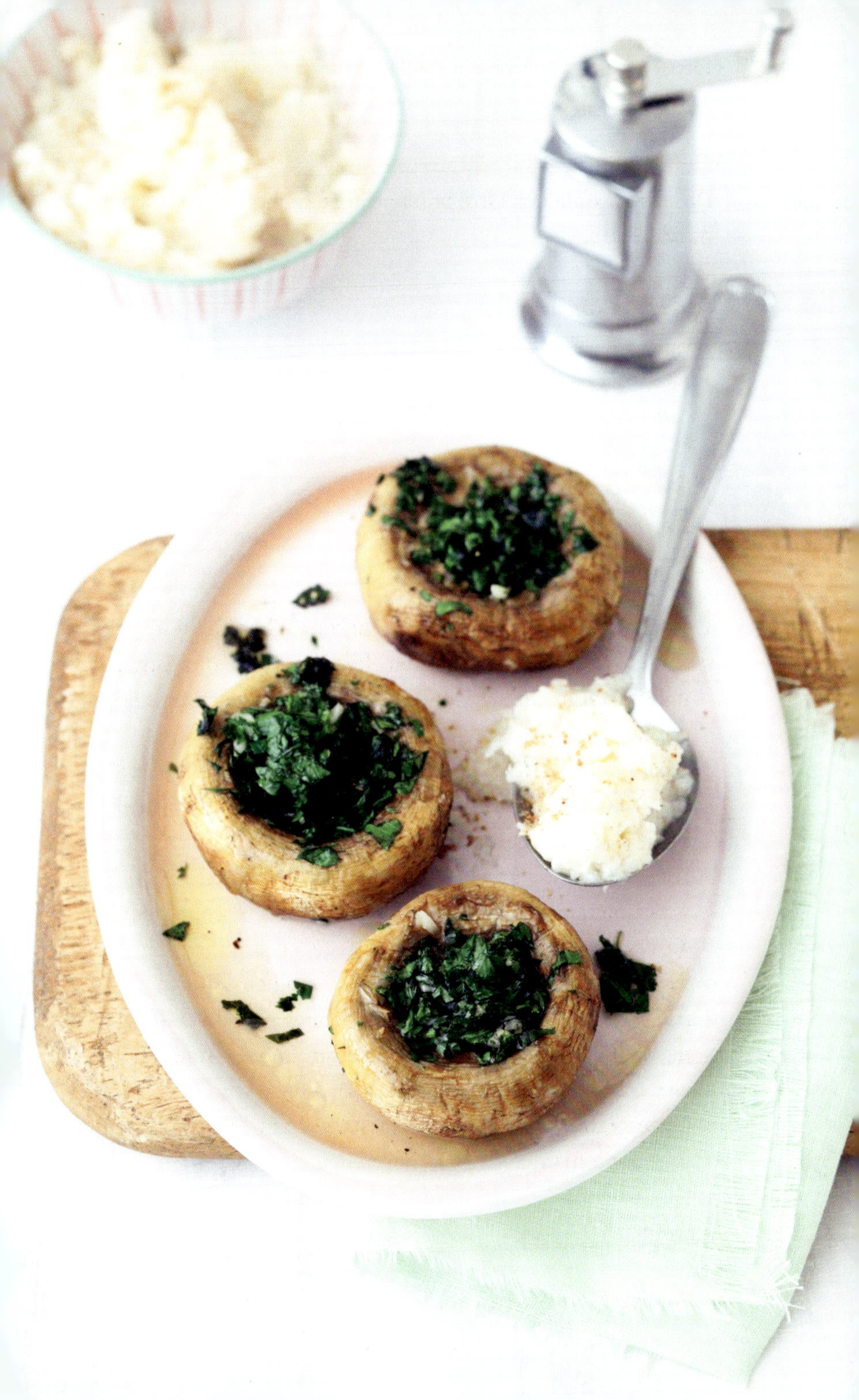

Blumenkohl in scharfer Curry-Tomaten-Soße

Diese Zubereitungsart hat überhaupt nichts mehr von Omas Blumenkohl.

Für 2 Portionen:

½ Blumenkohl
1 Schalotte
2 EL Rapsöl
250 ml passierte Tomaten
1 TL indisches Currypulver
½ TL Salz
1 Handvoll Basilikumblätter
1 Becher Sojajoghurt natur (125 g)

1. Den Backofen auf 180 °C vorheizen. Blumenkohl waschen und in Röschen teilen. Diese je nach Größe nochmals halbieren oder vierteln. Schalotte schälen und fein hacken.
2. Rapsöl in einer beschichteten Pfanne erhitzen und den Blumenkohl darin unter Wenden anbraten, bis er an mehreren Stellen schön Farbe bekommen hat. Herausnehmen.
3. Schalotte in die Pfanne geben und kurz anrösten. Passierte Tomaten zugeben, mit Curry und Salz würzen und alles kurz aufkochen lassen. Blumenkohl zugeben und vorsichtig mit der Soße mischen.
4. In eine ofenfeste Form füllen und diese für 15 Minuten in den heißen Backofen schieben. Der Blumenkohl soll nicht zu weich werden. Währenddessen Basilikum waschen, trocken tupfen und in Streifen schneiden.
5. Blumenkohl auf 2 Teller verteilen, jeweils einen großen Klecks Sojajoghurt daraufgeben und mit Basilikum bestreuen.

Gebratener Fenchel mit Tomaten und Pinienkernen

Im Sommer kann man den Fenchel für dieses Gericht auch auf dem Grill rösten.

Für 2 Portionen:

2 Fenchelknollen
1 EL Olivenöl
Salz
1 Tomate
2 getrocknete Tomaten (ohne Öl)
1 EL Pinienkerne

1. Fenchel waschen, putzen und der Länge nach in gleichmäßige Scheiben schneiden. Fenchelgrün abbrausen, trocken tupfen und beiseitestellen.
2. Das Öl in einer beschichteten Pfanne erhitzen. Fenchel zugeben, kräftig salzen und bei geschlossenem Deckel und mittlerer Hitze circa 10 Minuten braten. Wenn die Stücke richtig Farbe angenommen haben, umdrehen und von der anderen Seite noch einmal circa 7 Minuten braten.
3. In der Zwischenzeit die Tomate waschen und mit dem geriffelten Sparschäler häuten. Tomate vierteln, entkernen und klein würfeln. Die getrockneten Tomaten ebenfalls in möglichst kleine Würfel schneiden. Pinienkerne hacken.
4. Den gebratenen Fenchel auf 2 Tellern anrichten. Mit frischen und getrockneten Tomatenwürfelchen sowie gehackten Pinienkernen bestreuen. Zum Schluss das Fenchelgrün fein hacken und darübergeben.

Gewürztofu mit Pak-Choi-Gemüse

Je länger der Tofu mit der »Gewürzpanade« zieht, desto mehr Geschmack nimmt er auf.

Für 2 Portionen:

100 g Tofu
je ½ TL weiße Pfefferkörner, Koriandersamen und Kreuzkümmel
300 g Pak Choi
1 große rote Paprikaschote
1 Schalotte
etwa 2 cm frische Ingwerwurzel
½ Bund frischer Koriander
2 EL Rapsöl
100 ml Gemüsebrühe
6 EL Sojasoße

1. Tofu erst in etwa 1 cm dicke Scheiben schneiden und diese anschließend der Länge nach halbieren, sodass gleichmäßige Streifen entstehen.
2. Weißen Pfeffer, Koriandersamen und Kreuzkümmel im Mörser zerstoßen. Die Tofustreifen mit der Mischung einreiben und beiseitestellen.
3. Pak Choi und Paprikaschote waschen und putzen. Pak Choi in breite Streifen, Paprika in mundgerechte Stücke schneiden. Schalotte schälen und in feine Ringe schneiden. Ingwer schälen und fein hacken. Koriander unter kalten Wasser abbrausen, trocken schwenken und die Blättchen abzupfen.
4. In einer beschichteten Pfanne 1 EL Rapsöl erhitzen. Pak Choi, Paprika, Schalotte und Ingwer zugeben und bei starker Hitze braten, bis die Blätter zusammenfallen. Brühe und 4 EL Sojasoße zugeben, die Hitze reduzieren, einen Deckel

auf die Pfanne setzen und das Gemüse circa 3 weitere Minuten schmoren lassen. Warm stellen.

5. Das restliche Öl erhitzen und die Tofustreifen von jeder Seite 1 Minute darin anbraten. Mit der restlichen Sojasoße ablöschen und die Pfanne ein paar Mal schwenken. Pak-Choi-Gemüse und Tofu auf Tellern anrichten. Korianderblättchen auf das Gemüse streuen und sofort servieren.

Auberginen in Tomatensoße mit Minzjoghurt

Wer nicht auf Kohlenhydrate achten will, kann zu diesem Gemüsegericht eine Portion Naturreis oder Bulgur essen.

Für 2 Portionen:

½ Becher Sojajoghurt natur (125 g)
Salz, Pfeffer
eventuell Mineralwasser
2 kleine Knoblauchzehen
3 Zweige Minze
½ Zwiebel
2 EL Olivenöl
½ Tomatendose (200 g)
1 EL Essig
Cayennepfeffer, Kreuzkümmel
1 Aubergine

1. Sojajoghurt mit Salz und Pfeffer würzen. Eventuell etwas Mineralwasser zugeben. 1 Knoblauchzehe schälen und dazupressen. Die Blättchen von der Minze zupfen, hacken und unterrühren.
2. Zwiebel und verbliebenen Knoblauch schälen und in kleine Würfel schneiden. In 1 TL Öl anschwitzen. Tomaten zugeben und zu einer dicken Soße einkochen. Mit Essig, Salz, Cayennepfeffer und Kreuzkümmel würzen.
3. Auberginen waschen, putzen und in etwa 1 cm dicke Scheiben schneiden. Das restliche Öl in einer beschichteten Pfanne erhitzen und die Auberginen bei mittlerer Hitze darin braten. Leicht salzen.
4. Die gebratenen Auberginen auf 2 Teller verteilen. Tomatensoße darüberlöffeln und alles mit Minzjoghurt beträufeln.

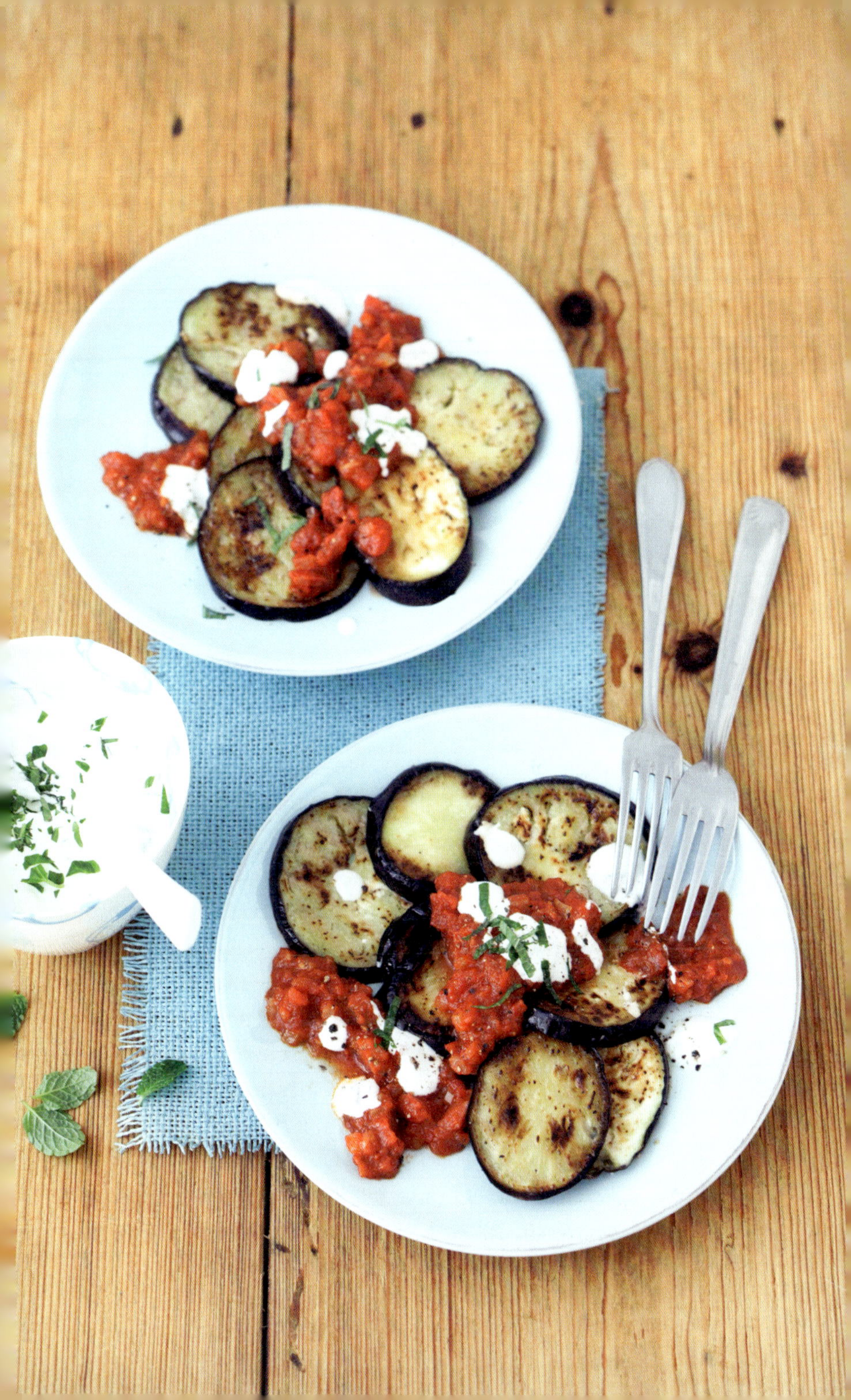

Gemüsebrühe

Diese Brühe bildet die Basis aller Suppen, weshalb man sie am besten in größeren Mengen zubereitet. Was man nicht gleich isst, gießt man durch ein feines Sieb und friert die nun klare Brühe anschließend portionsweise ein.

Für 4 bis 6 Portionen:

2 Stangen Lauch

1 kleiner Knollensellerie mit Grün

1 bis 2 Möhren

1 Zwiebel

2 Lorbeerblätter

1 Handvoll Liebstöckel

7 Pfefferkörner

2 TL Salz

1. Lauch waschen, putzen und in 1 cm breite Ringe schneiden. Knollensellerie und Möhren schälen. Das Selleriegrün etwas klein schneiden. Sellerie in etwa 2 cm große Würfel, Möhren in 1 cm dicke Scheiben schneiden.
2. Die Zwiebel halbieren (aber nicht schälen) und mit der Schnittfläche nach unten ohne Fett in einem großen Topf anrösten. Gemüse und Selleriegrün zugeben, 2 Liter Wasser aufgießen, die Gewürze hinzufügen und alles zum Kochen bringen.
3. Den Deckel auf den Topf setzen, die Hitze herunterdrehen und die Brühe auf kleiner Flamme 1 bis 2 Stunden vor sich hin köcheln lassen.
4. Zum Servieren für jede Portion einige Möhren- und Selleriestücke sowie Lauchringe aus dem Topf fischen und mit Brühe servieren.

Fruchtige Tomatensuppe

So schmeckt der Sommer!

Für 2 Portionen:

1 Zwiebel
1 Knoblauchzehe
1 kg Tomaten
1 EL Olivenöl
4 Zweige Thymian
Salz
2 EL frisch gepresster Orangensaft
je 1 TL gehackte Minze und Thaibasilikum

1. Zwiebel und Knoblauch schälen und fein hacken. Tomaten waschen, den Stielansatz entfernen und das Fruchtfleisch in grobe Würfel schneiden.
2. In einem Topf das Öl erhitzen. Zwiebel und Knoblauch darin anschwitzen. Tomaten und Thymian zugeben, salzen und auf mittlerer Flamme circa 15 Minuten leise köcheln lassen.
3. Die Tomaten erst mit dem Pürierstab pürieren, anschließend die Suppe durch ein Sieb in einen zweiten Topf passieren.
4. Orangensaft zugeben und die Suppe nochmals erhitzen. Auf 2 Teller verteilen und mit den gehackten Kräutern garnieren.

Thailändische Kokossuppe

Die vegane Variante der berühmten Tom Kha Gai. Schön scharf und deshalb ein Allheilmittel bei Schnupfen.

Für 2 Portionen:

½ TL thailändische grüne Currypaste
½ l Gemüsebrühe
200 ml Kokosmilch
1 Stange Zitronengras
2 Kaffirlimettenblätter
100 g Champignons
1 kleines Stück frische Ingwerwurzel
50 g TK-Erbsen
½ kleine rote Chilischote
Sojasoße

1. Die Currypaste ohne Öl in einem Topf kurz rösten. Gemüsebrühe und Kokosmilch zugeben.
2. Zitronengras der Länge nach halbieren und mit den Limettenblättern in die Suppe geben. Auf kleiner Flamme köcheln lassen.
3. Pilze putzen, in Scheiben schneiden und in die Suppe geben. Ingwer schälen und in dünne Scheiben schneiden. Ebenfalls in die Suppe geben. Erbsen in die Suppe geben und heiß werden lassen.
4. Chilischote waschen und in feine Ringe schneiden.
5. Suppe mit Sojasoße abschmecken. Auf Teller verteilen und nach Geschmack mit Chiliringen bestreuen.

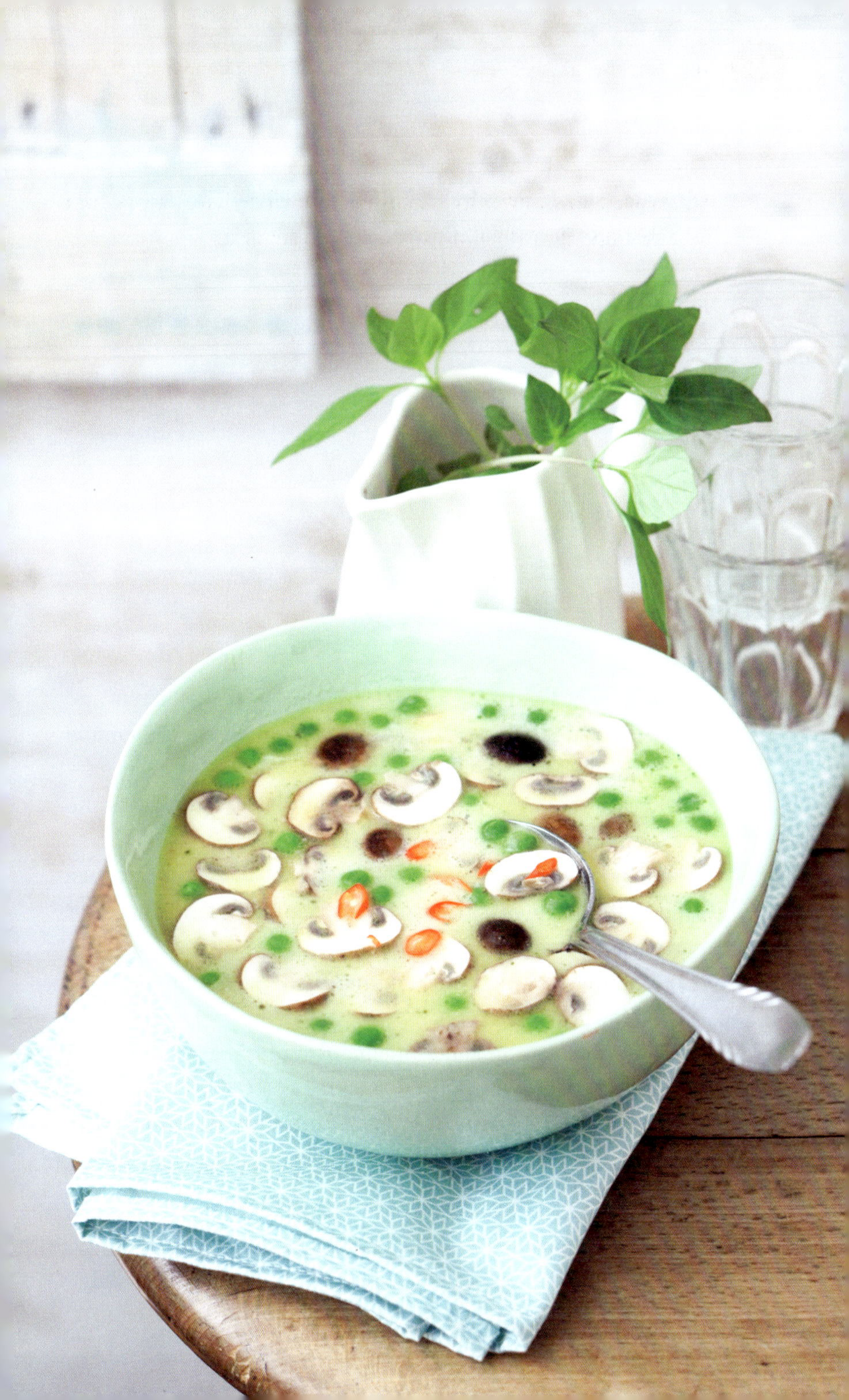

Zucchinisuppe mit Sesamöl

Statt wie gewohnt mit Kürbiskernöl wird diese Suppe mit Sesamöl und gerösteten Sesamsamen verfeinert.

Für 2 Portionen:

2 Zucchini
½ Zwiebel
1 Knoblauchzehe
1 EL Olivenöl
400 ml Gemüsebrühe
2 bis 3 Blättchen Liebstöckel
Salz
1 TL Sesamsamen
12 TL Sesamöl

1. Zucchini waschen, putzen, der Länge nach halbieren und in Scheiben schneiden. Zwiebel und Knoblauch schälen und klein würfeln.
2. Olivenöl in einem Topf erhitzen. Zwiebeln, Knoblauch und Zucchini zugeben und kurz andünsten, bis sie gerade Farbe annehmen. Brühe angießen, Liebstöckel in den Topf geben und alles bei geschlossenem Deckel 10 bis 15 Minuten auf kleiner Flamme köcheln lassen.
3. Die Suppe im Mixer oder mit dem Pürierstab fein pürieren. Mit Salz abschmecken.
4. Sesam ohne Fett in einer beschichteten Pfanne rösten, bis er leise zu knacken beginnt.
5. Suppe auf 2 Teller verteilen. Je 1 TL Sesamöl daraufträufeln und mit gerösteten Sesamsamen bestreuen.

Brokkolicreme mit Mandeln

Brokkoli enthält wie alle Kohlsorten sehr viel Vitamin C. Wie Mandeln ist er außerdem ein wichtiger Kalziumlieferant.

Für 2 Portionen:

1 kleiner Brokkoli
1 Zwiebel
1 TL Rapsöl
500 ml Gemüsebrühe
1 EL gehobelte Mandeln
1 EL weißes Mandelmus
geriebene Muskatnuss

1. Brokkoli waschen putzen und in Röschen teilen. Den Stiel in Würfel schneiden. Ein paar besonders schöne Miniröschen beiseitelegen. Zwiebel schälen und fein hacken.
2. In einem Topf das Öl erhitzen und die Zwiebeln darin andünsten. Brokkoli zugeben und kurz mitrösten. Brühe angießen, einen Deckel auf den Topf setzen und den Brokkoli 10 bis 15 Minuten sehr weich garen.
3. Währenddessen die restlichen Mini-Brokkoliröschen in etwas kochendem Salzwasser 2 bis3 Minuten blanchieren. Mit eiskaltem Wasser abschrecken.
4. Die Mandeln ohne Fett in einer beschichteten Pfanne goldgelb rösten.
5. Brokkoli in der Brühe mit dem Pürierstab oder im Standmixer pürieren. Das Mandelmus unterrühren. Die blanchierten Röschen zugeben, alles noch einmal gut erhitzen und mit geriebener Muskatnuss verfeinern. Auf 2 Schälchen verteilen und mit gerösteten Mandeln bestreuen.

Seitanschaschlik mit warmem Curryketchup

Auch eine gute Idee für die Grillsaison!

Für 2 Portionen:

2 cm frische Ingwerwurzel
½ TL Fenchelsamen
10 schwarze Pfefferkörner
½ TL Zimt
Salz
200 g Seitan
1 kleiner Zucchino
½ gelbe Paprikaschote
8 Cocktailtomaten
1 kleine Zwiebel
2 EL Rapsöl
Salz, Pfeffer
4 EL passierte Tomaten
1 TL Vollrohrzucker
½ TL Currypulver
1 EL Balsamicoessig
4 Schaschlikspieße

1. Ingwerwurzel schälen. Mit Fenchelsamen, Pfefferkörnern, Zimt und 1 kräftiger Prise Salz im Mörser zerstoßen. Seitan in 8 bis 12 Würfel schneiden und diese rundum mit der Würzmischung einreiben.
2. Zucchino und Paprikaschote waschen, putzen und in Würfel schneiden. Cocktailtomaten waschen. Zwiebel schälen und vierteln. Dann die Viertel nochmals halbieren.
3. Abwechselnd Gemüse und Seitan auf die Schaschlikspieße spießen. Was übrig bleibt, kommt einfach so in die Pfanne.
4. Das Öl in einer Pfanne erhitzen, die Spieße hineingeben so-

wie die übrig gebliebenen Gemüse- und Seitanwürfel dazugeben. Alles salzen und pfeffern. Auf mittlere Flamme etwa 20 Minuten braten, dabei zwischendurch immer wieder wenden, damit alle Seiten Farbe bekommen.

5. In der Zwischenzeit in einem kleinen Topf die passierten Tomaten mit Vollrohrzucker, Currypulver und Balsamicoessig verrühren. Aufkochen lassen und unter Rühren etwa 2 Minuten leise köcheln lassen, damit sich die Aromen gut verbinden. Abgedeckt beiseitestellen.
6. Die heißen Schaschlikspieße mit warmem Curryketchup servieren.

Ofen-Ratatouille

Dieser Klassiker aus der Sommerküche schmeckt auch kalt als Salat. Sie können das Ratatouille dann nach Belieben auch noch mit etwas Zitronensaft oder Essig abschmecken oder 1 EL Kapern untermischen.

Für 2 Portionen:

1 rote Paprika
1 Aubergine
1 großer Zucchino
1 bis 2 Tomaten
1 Zwiebel
2 Knoblauchzehen
3 Zweige Rosmarin
Salz
2 EL Olivenöl
1 TL Harissapaste
nach Belieben Sojajoghurt natur

1. Den Backofen auf 180 °C vorheizen. Paprika, Aubergine und Zucchino waschen und putzen. Paprika in Stücke, Aubergine und Tomaten in Würfel und Zucchino in dicke Scheiben schneiden. Zwiebel schälen und achteln, Knoblauch schälen und fein hacken.
2. Gemüse, Zwiebel und Knoblauch mit den Rosmarinzweigen in eine feuerfeste Form geben. Salzen. Olivenöl mit Harissa verrühren, auf das Gemüse träufeln und alles ordentlich durchmischen.
3. Im heißen Ofen 35 bis 40 Minuten garen, Rosmarinzweige entfernen und heiß servieren. Nach Belieben leicht gesalzenen Sojajoghurt dazu reichen.

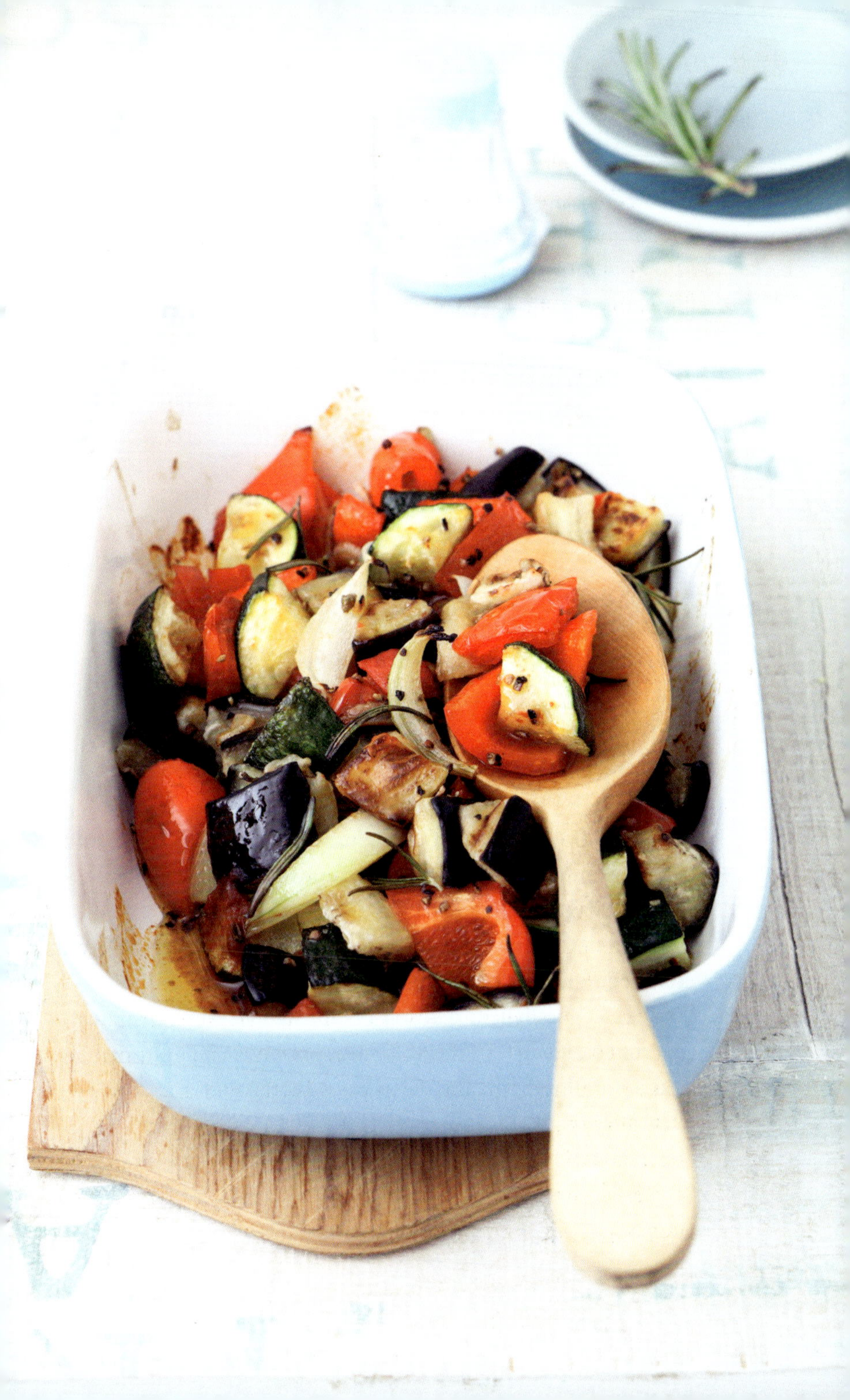

Pfannengerührter Mangold mit Erdnüssen

Schneller geht's kaum.

Für 2 Portionen:

500 g roter Mangold
2 Schalotten
1 Knoblauchzehe
2 EL geröstete Erdnüsse (ungesalzen)
1 EL Rapsöl
Salz
50 ml Gemüsebrühe
2 bis 3 EL Sojasoße

1. Mangold putzen und waschen. Die Stiele in etwa 1 cm dicke Scheiben, die Blätter ebenso in bis 3 cm breite Streifen schneiden. Schalotten schälen und achteln. Knoblauchzehe schälen.
2. Erdnüsse grob hacken und ohne Fett in einer kleinen beschichteten Pfanne goldgelb rösten.
3. Das Öl in einer großen beschichteten Pfanne erhitzen. Mangoldstiele und -blätter sowie Schalotten hineingeben. Knoblauch dazupressen. Salzen.
4. Nach 3 bis 5 Minuten, wenn der Knoblauch intensiv zu duften beginnt, die Brühe angießen. Auf mittlerer Flamme und unter gelegentlichem Rühren verdunsten lassen.
5. Sojasoße zugeben und das Gemüse noch einmal gut durchrühren und auf 2 Teller verteilen. Mit gerösteten Erdnüssen bestreuen.

Grünes Curry mit Thaiauberginen

Schmeckt richtig scharf!

Für 2 Portionen:

4 runde grüne Thaiauberginen (aus dem Asialaden)
100 g Zuckerschoten
1 Schalotte
100 g Tofu
½ TL grüne thailändische Currypaste
100 ml Kokosmilch
100 ml Gemüsebrühe
½ TL Salz
½ TL Vollrohrzucker
2 Kaffirlimettenblätter

1. Auberginen waschen und putzen. Das Fruchtfleisch erst in Viertel, dann diese noch einmal in jeweils 3 Stücke schneiden. Zuckerschoten waschen, putzen und halbieren. Schalotte schälen und in feine Scheiben schneiden. Tofu würfeln.
2. Currypaste in einer beschichteten Pfanne ohne Fett rösten, bis sie zu duften und bräunen beginnt. Kokosmilch, Gemüsebrühe, Salz, Vollrohrzucker zugeben und kurz aufkochen.
3. Auberginen und Schalotten in die Flüssigkeit geben, einen Deckel auf die Pfanne setzen, die Hitze reduzieren und das Gemüse 5 Minuten garen. Zuckerschoten und Tofu dazugeben und zugedeckt weitere 5 Minuten garen.
4. Kaffirlimettenblätter kalt abbrausen, trocken tupfen und in ganz feine Streifen schneiden. Das Curry auf zwei Schälchen verteilen und mit Kaffirlimettenblättern bestreuen.

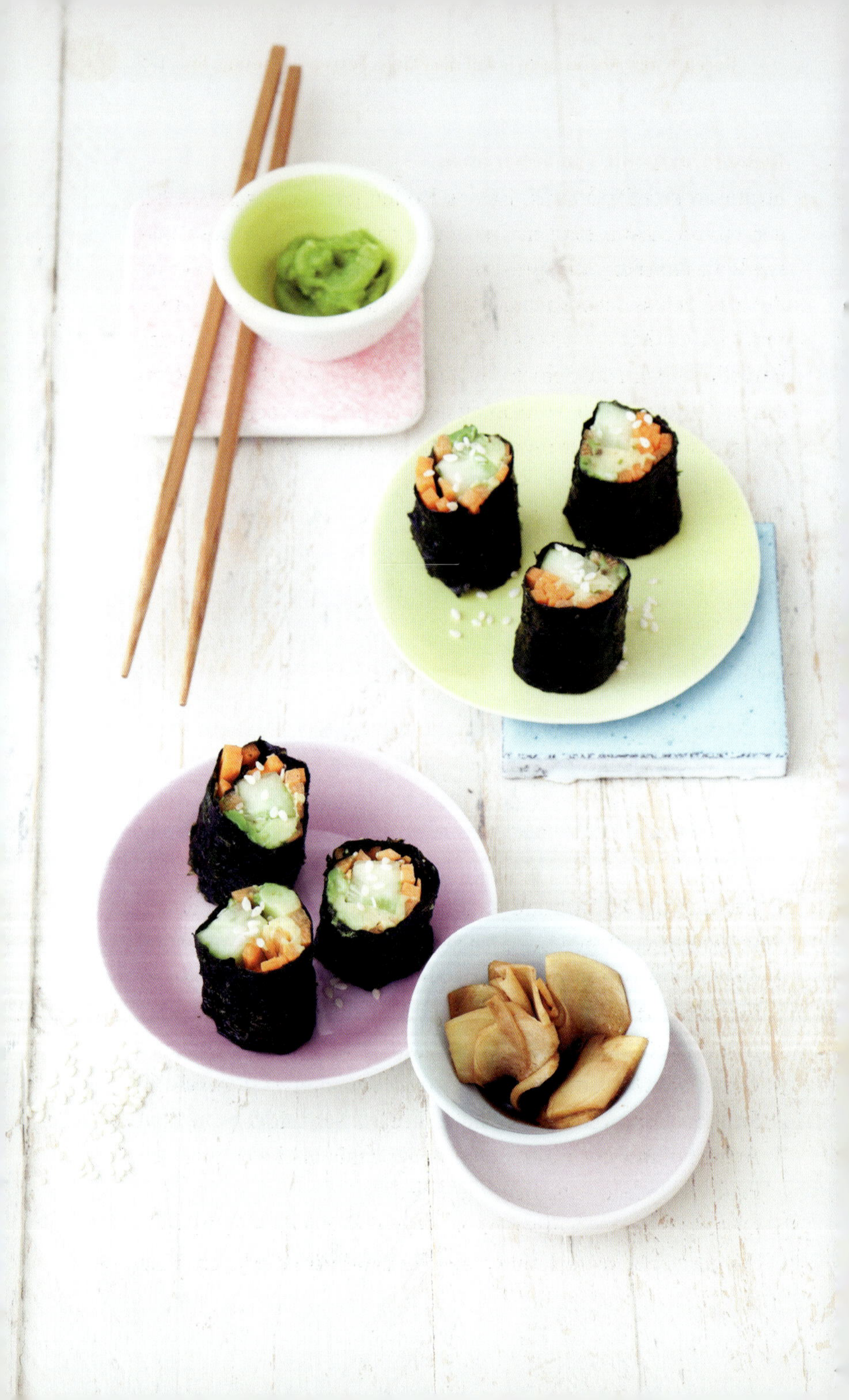

Riceless Maki

Hat man den Dreh raus, ist das Rollen gar nicht schwer. Bei der Füllung kann man mal wieder experimentieren, zum Beispiel mit Paprika, Sojasprossen, Champignons, Tofu … Hier jedoch die klassische Variante mit Avocado, Gurke und Möhren. Wer die Maki mittags essen will, kann unter dem Gemüse natürlich noch eine Schicht Sushi-Reis verteilen, der mit Reisessig, Zucker und Salz aromatisiert ist. Die Zutaten erhalten Sie im Asialaden oder im gutsortierten Supermarkt.

Für 2 Portionen:

2 cm frische Ingwerwurzel
20 ml Sojasoße
4 bis 5 Möhren
½ Gurke
1 Avocado
5 Nori-Blätter
etwas Wasabi
circa 2 EL Sesamsamen
Bambusmatte zum Einrollen

1. Den Ingwer schälen und in hauchdünne Scheiben schneiden. In einem Schälchen mit Sojasoße mischen. Beiseitestellen.
2. Die Möhren schälen und mit dem Julienneschneider in Streifen schneiden. Ersatzweise mit dem Sparschäler erst der Länge nach in Scheiben, dann diese in Streifen schneiden.
3. Gurke schälen und erst der Länge nach in etwa 1 cm dicke Scheiben, dann in ebenso dicke Streifen schneiden.
4. Avocado halbieren und entkernen. Schale abziehen und das Fruchtfleisch in Scheiben schneiden.
5. Die Nori-Blätter halbieren. Nacheinander je eine Hälfte mit der glatten Seite nach unten auf die Bambusmatte legen. Eine

dünne Lage Möhrenstreifen darauf verteilen. Dabei am oberen Rand 2 cm frei lassen; hier wird die Maki später »verklebt«.

6. Je 2 bis 3 Gurken- und Avocadostreifen auf die Möhren legen und mit etwas Wasabi bestreichen. Alles dünn mit Sesamsamen bestreuen.
7. Den frei gelassenen Rand mit Wasser benetzen und die Makirolle mithilfe der Bambusmatte mit gleichmäßig leichtem Druck aufrollen. Die »Klebestelle« vorsichtig festdrücken.
8. Die Rolle aus der Matte nehmen. Erst mit einem scharfen Messer an den Enden gerade schneiden, dann in 4 bis 5 gleichmäßige Stücke teilen.
9. Die restlichen Zutaten auf dieselbe Weise verarbeiten. Die fertigen Röllchen mit Ingwer-Sojasoße servieren. Falls etwas Gemüse übrig geblieben ist, als Rohkost dazu essen.

Anhang

Kleines veganes Küchen-Abc

Vegan kochen ist nicht schwer. Auch »normale« Rezepte lassen sich leicht abwandeln, wenn man weiß, wie man tierische Produkte durch vegane Zutaten ersetzt.

Bindemittel: Agar-Agar, ein aus Algen gewonnenes Gelier- und Verdickungsmittel, ist ein vollwertiger Ersatz für Gelatine. Beim Einkochen von Konfitüre hat sich auch Apfelpektin bewährt.
Suppen und Soßen können Sie auf »klassische« Art mit Speisestärke (zum Beispiel aus Mais oder Kartoffeln) oder Pfeilwurzelmehl eindicken: eine Miniportion davon nach Packungsanweisung in Wasser anrühren und dann unterschlagen. Um Suppen, Soßen und Eintöpfe einzudicken, können Sie auch einfach eine rohe Kartoffel hineinreiben oder altbackenes Brot hineinkrümeln. Für exotische Gerichte: Kokosmilch.

Butter: Der klassische Butterersatz zum Backen und Kochen ist Margarine. Am besten greift man zu Produkten in Bioqualität, bei denen die pflanzlichen Öle nicht gehärtet wurden. Als Brotaufstrich ist außerdem natives Kokosöl eine Alternative, das auch bei Zimmertemperatur noch fest ist.

Eier: Alternativen werden vor allem beim Backen benötigt. Mürb- und Hefeteige gelingen auch ohne Ei gut. In Rührteig jedes Ei durch 3 EL Apfelmus, ½ Banane oder 2 EL Sojamehl (mit etwas Wasser angerührt) ersetzen. Das klappt gut bei Rezepten mit bis zu 3 Eiern. Damit der Teig schön locker wird, einfach ¼ mehr Backpulver dazugeben und ganz am Schluss noch kurz einen Schuss Mineralwasser unterheben. Das im Reformaus und Bioladen angebotene Ei-Ersatzpulver ist ebenfalls alltagstauglich, enthält aber wie alle industriell gefertigten Produkte auch Zusatzstoffe wie Methylzellulose oder Kalziumkarbonat.

Damit beispielsweise Hefegebäck goldgelb glänzt, können Sie es vor dem Backen mit Sojadrink bepinseln.

Zum Binden von Bratlingen braucht man keine Eier. Ist die Masse zu trocken, geben Sie einfach ein bisschen Tomatenmark, Senf, püriertes Gemüse bzw. Wasser oder Brühe zu. Auch beim Panieren, zum Beispiel von Gemüseschnitzeln, lässt sich Ei gut ersetzen: 1 EL Kichererbsenmehl mit 1 TL Kurkuma und 2 EL Wasser verrühren. Das Gemüse erst darin, dann in Semmelbröseln wenden.

Fleisch: Neben Tofu, Tempeh und Seitan gibt es auch Fleischersatz aus Süßlupine. Bratlinge aus Getreide und/oder Hülsenfrüchten ersetzen zum Beispiel im Burger den Fleischklops. Besonders lecker: Falafel – fertig gekauft oder aus Kichererbsenmehl, Zwiebel, Knoblauch, Salz, Kreuzkümmel und Koriandergrün (noch schneller geht's mit einer Fertigmischung) selbst gemacht.

Honig: Ein guter Ersatz für flüssigen Honig ist Agavendicksaft, der jedoch deutlich süßer ist. Daher muss man je nach Geschmack die Menge entsprechend reduzieren. Auch gut, aber mit einer karamelligeren Geschmacksnote: Ahornsirup. Etwas dickflüssiger ist Apfel- und Birnendicksaft, der sich unter anderem gut für Salatdressings eignet. Statt Honig als Brotaufstrich können Sie auch einmal Birnen-Apfel-Kraut aus dem Bioladen probieren.

Auch Zucker ist vegan. Am besten greift man zu Vollrohrzucker. Er ist zwar weniger süß, enthält aber noch Mineralstoffe, Vitamine und Aromen aus dem Zuckerrohr.

Käse: Mittlerweile bietet der Lebensmittelhandel verschiedene vegane »Käse« und »Frischkäse-Aufstriche« auf Sojabasis an. Alternativ können Sie auch einen aromatisierten Tofu (mit Oliven, Tomaten oder Curry-Mango) aufs Brot legen. Er ist wie Räuchertofu (gern zusätzlich vorher noch gebraten) auch ein guter Ersatz für Schafskäse im Salat.

Wer ein bisschen Zeit hat, kann über Nacht 100 g ungesalzene Cashewkerne in 50 ml Wasser einweichen, am nächsten Tag fein pürieren und mit Salz, Pfeffer und etwas Zitronensaft sowie Kräutern und Gewürzen nach Geschmack verfeinern.

Für Nudelgerichte frisch geriebene Brotbrösel (oder Semmelbrösel vom Bäcker) mit fein gehackten Kräutern in etwas Öl knusprig braten und statt Parmesan aufstreuen. Wer es noch würziger mag, mischt Hefeflocken aus dem Bioladen mit der halben Menge gerösteten und gemahlenen Pinienkernen und würzt das Ganze mit etwas Salz, Kräutern und Pfeffer.

Mayonnaise: Im Bioladen gibt es vegane Varianten ohne Ei. Wer größere Mengen benötigt, kann Mayonnaise auch selbst anrühren. Im Internet finden sich viele Rezepte.

Milch: Soja-, Reis- und Haferdrink gibt es mittlerweile in fast jedem Supermarkt. Sie sind ein vollwertiger Ersatz für alle Gerichte und Getränke mit Milch (zum Beispiel Milchreis oder Pfannkuchen). Für Milchshakes können Sie auch selbst aus weißem Mandelmus und Wasser im Standmixer eine Mandelmilch bereiten (je 500 ml Wasser 3 EL Mandelmus). Sie lässt sich zur Abwechslung auch sehr gut mit ½ Banane oder 2 bis 3 kleingeschnittenen Datteln aromatisieren.

Die cremige Kokosmilch eignet sich eher für Suppen und

Desserts und passt vor allem für exotische und asiatische Gerichte.

Milchprodukte: Joghurt lässt sich sowohl in der kalten als auch in der warmen Küche problemlos durch Sojajoghurt austauschen. Achtung: Bei manchem Hersteller ist auch die »Naturvariante« ziemlich süß und eignet sich daher nicht für herzhafte Rezepte wie zum Beispiel Tsatsiki. Achten Sie daher auf die Packungsangaben und probieren Sie sicherheitshalber vorher ein Löffelchen. Sojajoghurt ist ebenso ein guter Ersatz für saure Sahne und Quark. Letzterer kann auch durch Seidentofu ersetzt werden, zum Beispiel beim Käsekuchen. Crème fraîche gibt es ebenfalls auf Sojabasis. Wer will, kann auch einfach ein bisschen Tofu pürieren.

Pudding: Im Handel gibt es fertigen Sojapudding. Genauso gut kann man aber auch normales Puddingpulver mit Soja- oder Getreidedrink anrühren.

Sahne: Die handelsübliche vegane Sahne auf Soja-, Reis-, Hafer- oder Mandelbasis eignet sich für Suppen, Soßen oder im Kaffee. Die wenigsten Produkte lassen sich jedoch schlagen. Sogenannte Schlagcreme und sogar vegane Sprühsahne finden Sie in gut ausgestatteten Bioläden, veganen Supermärkten und im Internet.

Schokolade: Bei den bitteren Sorten enthalten auch die »normalen« Tafeln in der Regel keine Milch(-produkte). Sie sollten einfach einen Blick auf die Verpackung werfen. Im Bioladen, Reformhaus und Internet gibt es für Schokoholics außerdem viele vegane Sorten, sogar weiße Schoki ist dabei. Gut zum Backen ist stark entöltes Kakaopulver.

Verzeichnis der Rezepte

F = Frühstück, **M** = Mittagessen, **A** = Abendessen

Bücher zum Thema

Bolk, Patrick (Hg.): *Ab heute vegan. So klappt dein Umstieg. Ein Wegweiser durch den veganen Alltag.* Ventil Verlag, Mainz 2013

Dahlke, Ruediger: *Peace Food. Wie der Verzicht auf Fleisch und Milch Körper und Seele heilt.* Gräfe und Unzer Verlag, München 2011

Duve, Karen: *Anständig essen. Ein Selbstversuch.* Galiani Verlag, Berlin 2010

Eckmeier, Jérôme: *Vegan. Tut gut – schmeckt gut!* Dorling Kindersley Verlag, München 2013

Göb, Surdham: *Meine vegane Küche. Surdhams Kitchen.* AT Verlag, Aarau und München 2013

Halser, Merlene (Hg.): *Go vegan! Warum wir ohne tierische Produkte glücklicher und besser leben.* Riva Verlag, München 2013

Hartano, Josita: *Vegan genial. Aufregend anders kochen.* NeunZehn Verlag, Berlin 2013

Hildmann, Attila: *Vegan for Fit.* Becker Joest Volk Verlag, Hilden 2013

Moskowitz, Isa Chandra, und Romero, Terry Hope: *Veganomicon. Das ultimative vegane Kochbuch.* NeunZehn Verlag, Berlin 2014

Safran Foer, Jonathan: *Tiere essen.* Kiepenheuer & Witsch Verlag, Köln 2010

Schocke, Sarah: *Kleine Veganer-Bibel.* Goldmann Verlag, München 2013

Register

Abkürzungen

EL = Esslöffel
Msp. = Messerspitze
TK = Tiefkühl-
TL = Teelöffel

Bildnachweis

Rezeptentwicklung: Sylvie Hinderberger, München

Bildnachweis:
Food-Fotos: Anke Politt, Hamburg
Foodstyling: Maren Jahnke
Fotoassistenz: Janet Hesse und Sascha Toske